Tus tres superpoderes

Biblioteca

Dr. Mario Alonso Puig

Tus tres superpoderes

Para lograr una vida más sana, próspera y feliz

PAIDÓS.

Obra editada en colaboración con Editorial Planeta - España

© Mario Alonso Puig, 2019

Imágenes de interior: Jesús Sanz

© 2019, Editorial Planeta, S. A. – Barcelona, España

Derechos reservados

© 2025, Ediciones Culturales Paidós, S.A. de C.V.
Bajo el sello editorial PAIDÓS M.R.
Avenida Presidente Masaryk núm. 111,
Piso 2, Polanco V Sección, Miguel Hidalgo
C.P. 11560, Ciudad de México
www.planetadelibros.com.mx
www.paidos.com.mx

Primera edición impresa en España: enero de 2025
ISBN: 978-84-670-7574-8

Primera edición impresa en México: noviembre de 2025
ISBN: 978-607-639-125-9

Impreso en los talleres de Impresora Tauro, S.A. de C.V.
Av. Año de Juárez 343, Col. Granjas San Antonio,
Iztapalapa, C.P. 09070, Ciudad de México
Impreso y hecho en México / *Printed in Mexico*

Dedico este libro a todas aquellas personas
que no solo anhelan vivir con más salud, prosperidad,
bienestar y felicidad, sino que, además,
están dispuestas a hacer algo cada día para lograrlo y ayudar
también a otros a conseguirlo.

Índice

TRES SUPERPODERES
PARA POTENCIAR TU SALUD FÍSICA Y MENTAL

TRES SUPERPODERES
PARA POTENCIAR TU BIENESTAR

TRES SUPERPODERES
PARA POTENCIAR TU FELICIDAD

INTRODUCCIÓN

Durante una conferencia que impartí en Ixtapa, México, pedí a los asistentes que hicieran dos cosas: primero les dije que, por favor, se pusieran de pie y señalaran dónde pensaban que estaba el norte. En aquella enorme sala, más de mil personas señalaban con su dedo índice a los más diversos lugares. A continuación les solicité que con el mismo dedo con el que ellos habían señalado el lugar donde consideraban que estaba el norte se señalaran a sí mismos.

La conferencia que me habían pedido impartir era acerca de la felicidad, y yo, con aquel ejercicio, lo que buscaba era llamar la atención sobre dos elementos que considero esenciales. Uno de ellos es nuestra disparidad de criterios a la hora de determinar dónde está la felicidad. Para algunos, la felicidad está en la posesión de una serie de elementos materiales como pueden ser dinero, coches, casas, etc. Para otros, está en alcanzar un determinado estatus que nos aporte poder, relevancia e incluso fama. Hay quienes piensan que serán felices cuando encuentren a la mujer o al hombre de sus sueños o cuando tengan la «familia perfecta». Hay personas con inclinaciones más espirituales que consideran que la felicidad solo se puede experimentar cuando se alcanza una paz interior imperturbable. También están los que creen que la felicidad no se puede encontrar en este mundo, y por eso buscarla en esta vida es perseguir una gran utopía.

Lo mismo que el norte está donde está, independientemente de donde nosotros pensemos que se encuentra, la felicidad está donde está, nos parezca o no el sitio correcto. Si queremos llegar a experimentar eso tan aparentemente escurridizo que conocemos como felicidad, tendremos que tener una referencia clara de hacia dónde hemos de enfocar nuestra atención, hacia dónde «señalar con nuestro dedo».

El segundo tema que me parece muy interesante es hacia dónde apuntaron los asistentes de la conferencia en Ixtapa cuando les pedí que se señalasen a sí mismos. La mayoría de ellos apuntaron a sus cabezas. El resto, al menos en lo que yo podía ver desde donde estaba, señalaron la región de su corazón.

Como la mayor parte de los sentidos —vista, oído, olfato, gusto— están situados en la cabeza, tendemos a pensar que la cabeza es el asiento de nuestra identidad, de quienes somos. Otras personas se identifican más con el sentir, con la experiencia interna o qualia como se la denomina en los círculos más científicos.

Como el observador afecta a lo observado y no vemos tan solo el mundo que es, sino también el que somos, es importante indagar en estos aspectos profundos de nuestras vidas. Quien se identifica únicamente con su razón será incapaz de percibir aquellos aspectos más sutiles de la realidad y que solo son accesibles a la sabiduría del corazón. Quien se identifica tan solo con su corazón, tal vez encuentre más difícil moverse de una forma práctica y efectiva en este mundo material en el que se desenvuelve la vida. Por eso no es un tema intrascendente el plantearse desde dónde miramos y si hay formas de mirar que nos ayuden a tener una nueva percepción de nosotros mismos, de los demás y del mundo. Quizás sea cierta la frase: «Cuando cambias la forma de ver las cosas, las mismas cosas cambian».

En este libro vamos a explorar tres tipos de superpoderes: el que emana del corazón, el que emerge de la cabeza y el que surge de las manos.

— El superpoder del corazón nos da esa inspiración, esa energía que necesitamos para avanzar de manera verdaderamente comprometida y entusiasta en nuestro viaje de aventura y descubrimiento. Dicha inspiración procede de una comprensión profunda acerca de ciertos temas y de cómo estos afectan a nuestra vida. De ahí surge algo más que un deseo, es más bien una firme resolución por cambiar, por mejorar.

— El superpoder de la cabeza nos aporta la estrategia, el método, el sistema operativo, la brújula, el criterio que necesitamos para no extraviarnos y poder seguir el rumbo correcto. Con este superpoder se despliega ante nuestros ojos un mapa que nos muestra los caminos que hemos de seguir para poder avanzar por una tierra desconocida. No cabe duda de que el mapa no es el territorio y, sin embargo, cuánto favorece el disponer de un mapa para poder caminar con una mayor serenidad y confianza.

— El superpoder de las manos es el que nos permite actuar de una manera correcta y efectiva a base de entrenarnos cada vez más y mejor. Todos sabemos que sin acción no hay resultados. La disciplina en el entrenamiento es propia de los grandes campeones.

Quien quiera mejorar sus niveles de salud, bienestar y felicidad ha de conocer cómo poner en acción sus tres superpoderes, y este libro aspira a ser una guía para ello. Su propósito es que encuentres en sus páginas la inspiración, la estrategia y el entrenamiento que necesitas para vivir de acuerdo a un nuevo estándar. Descubrirás cómo mejorar tu salud, tu energía y tu vitalidad. También aprenderás la manera en la que puedes experimentar mayor serenidad, alegría y paz interior. En estas páginas vas a encontrar propuestas para mejorar tu eficiencia, tu creatividad y tus relaciones personales.

El camino que vamos a recorrer es sencillo, pero no es ni simple ni fácil, y por eso precisará que le dediques tiempo, energía y entusiasmo. Es importante que empieces a cosechar resultados lo suficientemente satisfactorios y lo suficientemente rápidos como para que te confirmen que estás siguiendo el camino adecuado.

Si este libro es una guía de navegación, espero con ilusión que esté a tu altura, la de un gran navegante.

DR. MARIO ALONSO PUIG

ESTRUCTURA DEL LIBRO

Para conseguir el máximo impacto pedagógico, cada capítulo de este libro, que, además de un libro, es un manual de entrenamiento, lo he dividido en cinco partes.

La primera parte de cada capítulo siempre la constituye una historia que puede ser real o metafórica. Su objetivo es captar tu atención y generar un tipo de absorción en dicha historia que permita que la información que se te presenta llegue a dimensiones profundas de tu persona. Al leer algunas de estas historias puedes notar cómo ciertos aspectos de ellas resuenan con especial fuerza en tu interior. El poder de las historias y de los relatos para ayudarnos a despertar a ciertos aspectos de la realidad es conocido y usado desde hace miles de años.

La segunda parte de cada capítulo nos invita a reflexionar sobre enseñanzas de la historia, que si las incorporamos a nuestra vida, van a añadir un gran valor a tres aspectos fundamentales de nuestra existencia: salud, bienestar y felicidad. En esta sección se te va a mostrar una información muy relevante, tanto en lo que atañe a la salud como al bienestar y la felicidad. No se trata solo de que sepas más, sino de que comprendas con mucha mayor profundidad. De esa comprensión surgirá el deseo ferviente de emprender nuevas acciones en tu vida.

Ambas partes, la primera y la segunda, buscan despertar a través de la inspiración, el superpoder del corazón.

La tercera parte de cada capítulo te plantea una estrategia que, aunque no es simple, sí es accesible para cualquier persona porque es sencilla y práctica. La estrategia es lo que pone en marcha el superpoder de la cabeza. Una inspiración sin estrategia es como tener una gran energía disponible —la que procede de la inspiración— y no saber hacia dónde dirigirla para conseguir resultados. Una estrategia no es una receta, sino una propuesta para entrenar de una determinada manera. Es lo que hace cualquier entrenador personal, proponernos una tabla de ejercicios específica que nos permita alcanzar, si los hacemos con disciplina, los mejores resultados en el menor tiempo posible.

La cuarta parte de cada capítulo convierte dicha estrategia en una serie de propuestas muy específicas y precisas para ponerla en marcha, para practicarla. Se trata de aterrizar las cosas al máximo nivel para que encuentres a lo largo del día diferentes ocasiones de entrenarte en determinadas capacidades, en ciertos *skills*. No hay manera de convertir el conocimiento en habilidad, no se puede convertir el saber en saber hacer si uno no pasa a la acción de una forma consistente. Si queremos que los nuevos conocimientos y descubrimientos que hagamos se conviertan en una forma nueva y mejor de ser y de estar en este mundo, tenemos que integrar lo aprendido en la musculatura, esto es, en el inconsciente, y esto solo se logra a través de un determinado entrenamiento y de una disciplina sostenida.

La quinta y última parte de este libro es la del reconocimiento. Ya descubrió el fisiólogo ruso Iván Petróvich Pávlov, ganador del Premio Nobel de Fisiología en 1904, la importancia del condicionamiento. Si reforzamos un determinado aprendizaje y una determinada conducta a través del reconocimiento y la celebración, cada vez que surja una oportunidad de poner en marcha esa misma conducta lo haremos de manera más natural y con un menor esfuerzo.

Los tres superpoderes que he descrito emanan de tres partes de nuestro sistema nervioso:

— El superpoder del corazón emana del sistema límbico o cerebro emocional (figura 1), que es la parte de nuestro encéfalo de donde surge la motivación por la que hacemos las cosas.

SUPERPODER DE LA CABEZA
CEREBRO EJECUTIVO

¿Cómo encuentro eso
que realmente quiero?

FIGURA **1**

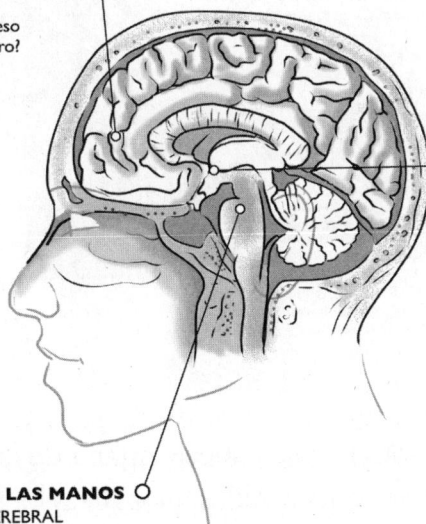

**SUPERPODER
DEL CORAZÓN**
CEREBRO EMOCIONAL

¿Qué quiero realmente?
¿Por qué lo quiero?

SUPERPODER DE LAS MANOS
TRONCO CEREBRAL

¿Dónde está eso que realmente quiero?

El sistema límbico es clave para generar entusiasmo, pasión por lo que hacemos. Cuando encontramos una clara y contundente respuesta a la pregunta «por qué quiero realmente hacer esto», se moviliza una extraordinaria cantidad de energía que por lo normal está atrapada y que, por tanto, no se puede utilizar. Cuando encontramos un verdadero propósito, una razón de peso para hacer algo, es como si se abrieran las enormes compuertas de una presa y el agua que está contenida en el embalse empezara a caer transformada en un gran salto de agua (figura 2).

SALUD-BIENESTAR-FELICIDAD

FIGURA **2**

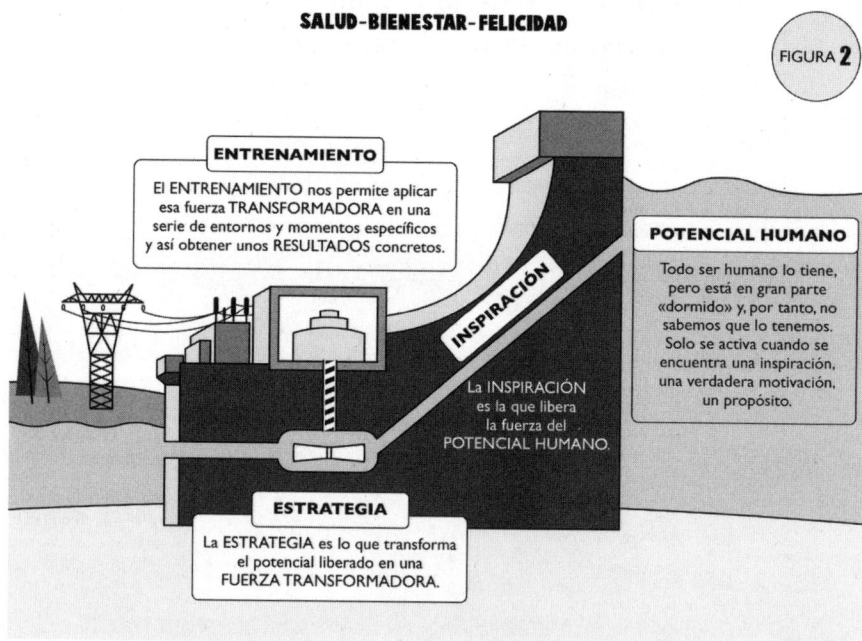

ENTRENAMIENTO

El ENTRENAMIENTO nos permite aplicar esa fuerza TRANSFORMADORA en una serie de entornos y momentos específicos y así obtener unos RESULTADOS concretos.

POTENCIAL HUMANO

Todo ser humano lo tiene, pero está en gran parte «dormido» y, por tanto, no sabemos que lo tenemos. Solo se activa cuando se encuentra una inspiración, una verdadera motivación, un propósito.

INSPIRACIÓN

La INSPIRACIÓN es la que libera la fuerza del POTENCIAL HUMANO.

ESTRATEGIA

La ESTRATEGIA es lo que transforma el potencial liberado en una FUERZA TRANSFORMADORA.

— El superpoder de la cabeza emana de las áreas prefrontales del cerebro. Allí se localiza lo que conocemos como «cerebro ejecutivo» (figura 1). Nuestra eficiencia para analizar, para comprender y para aprender tiene una gran dependencia de estas áreas. Sin embargo, estas son como las turbinas que hay en una central eléctrica y que no se ponen en marcha si no les cae con fuerza el agua (figura 2). Dicho de otra manera: quien no tiene un buen por qué es difícil que encuentre un buen cómo. Las turbinas transforman la energía potencial del agua que cae por la presa en electricidad. Esta, metafóricamente hablando, es la que nos permite ser más creativos, aprender más deprisa y aumentar nuestra eficiencia cuando actuamos. El nivel de compromiso que una persona tiene con lo que quiere y por qué lo quiere de la manera en la que lo quiere, activa su capacidad para descubrir el cómo lograr eso que quiere.

— El superpoder de las manos deriva del tronco del encéfalo donde se hallan dos columnas de células y fibras nerviosas que en su conjunto se conocen como sistema reticular activador ascendente (figura 1). Gracias a ella empezamos a fijarnos en todas esas oportunidades que hay para llevar esa electricidad que se está generando a los lugares donde más valor va a aportar a nuestra vida y a la vida de otras personas (figura 2). Gracias a esta estructura del tronco cerebral, llamada sistema reticular activador ascendente, vamos descubriendo oportunidades valiosas para practicar nuestras estrategias.

He de resaltar que, aunque creo profundamente en el aspecto material de nuestra existencia y me apasiona hablar del cerebro y de la importancia de que este despliegue todo su verdadero potencial, no tengo una visión materialista de la vida. Para mí, el ser humano no puede explicarse tan solo como un conjunto de moléculas y reacciones químicas complejas. Para mí hay más, mucho más. A esta dimensión que también nos configura y que es suprasensorial la llamamos dimensión espiritual. Considero que cuando a uno, aunque también le mueva el deseo de poder, fama y fortuna, lo que más le mueve es la intención auténtica de mejorar como ser humano y contribuir al bienestar de otros seres humanos, hay enormes fuerzas no «eléctricas», sino «nucleares» que se mueven, ayudándonos y acompañándonos en nuestro caminar.

El libro está dividido en tres grandes secciones: salud, bienestar y felicidad.

— Cuando hablo de salud me refiero fundamentalmente a la dimensión física del ser humano y a todo aquello que favorece el buen funcionamiento del cuerpo. También hablo en esta sección de la salud mental en los casos en los que la ciencia ha demostrado que esta tiene una gran dependencia con el funcionamiento adecuado de nuestro cerebro.

— Cuando hablo de bienestar abordo la dimensión mental como algo que, estando conectado indudablemente con el mundo material, no puede explicarse solo a partir de este y del funcionamiento de nuestro cerebro. Nadie ha localizado dónde está la mente humana y, sabiendo que al menos tenemos tres cerebros (encéfalo, corazón y tubo digestivo), resulta difícil entender que el fenómeno mental emerja exclusivamente de la actividad cerebral.

— Cuando hablo de felicidad entro en el campo más sutil de lo suprasensorial y a la vez transpersonal. Es el espacio de lo sagrado en el que el ser humano pierde su identidad individual y se conecta con la totalidad de lo existente.

Dado que salud, bienestar y felicidad emergen de tres realidades que aunque son distintas están tan entretejidas entre sí que no sabemos dónde empiezan y dónde acaban, si bien en el libro las abordemos de forma separada, no por ello hemos de pensar que no tienen una enorme vinculación entre sí. De hecho, en algunas de las secciones del libro, conceptos sobre la salud, el bienestar y la felicidad se funden de una manera muy evidente en un gran todo. Las cosas las podemos estructurar hasta cierto punto. Más allá de dicho punto las volvemos rígidas y las alejamos de la realidad.

Aunque cada capítulo del libro se puede leer de forma independiente, yo recomendaría que se hiciera en orden, ya que así la conexión entre ellos se va a ver de una forma más clara. Por eso seguir un hilo argumental puede hacer que la lectura de cualquier libro sea más sencilla y provechosa.

TRES SUPERPODERES PARA POTENCIAR TU SALUD FÍSICA Y MENTAL

En esta sección vamos a explorar algunos de los elementos que mayor impacto tienen a la hora de promover no solo la salud en su conjunto, sino también y de forma más precisa el funcionamiento óptimo del cerebro, clave en múltiples aspectos de nuestra salud mental.

1
La importancia del ejercicio físico

Si quieres cuidar mejor tu cerebro y vivir más
y mejor, empieza también a moverte más.

Una historia familiar

Mi padre fue una extraordinaria persona y un magnífico profesional. Por la gran responsabilidad que tenía, las decisiones que necesitaba tomar eran muy complicadas y por eso trabajaba bajo una gran presión.

Aunque no jugaba muy bien, su pasión era el golf. Yo no jugaba, pero de vez en cuando le acompañaba y caminaba con él. Era una época en la que casi nadie iba por el campo de golf en un *buggy* y se hacían los dieciocho hoyos andando. Recuerdo lo cansado que estaba mi padre cuando empezábamos el recorrido después de que se hubiera pasado toda la semana trabajando sin parar. Sin embargo, al final del recorrido por el campo de golf, e independientemente de cómo hubiera jugado, algo en él había cambiado.

Yo por entonces era muy joven y no entendía a qué se debía semejante cambio. No comprendía cómo un simple paseo y unos cuantos golpes a una pequeña bola blanca podían tener un efecto tan manifiesto y beneficioso en él. Hoy, con lo que se conoce sobre el impacto del ejercicio físico en el funcionamiento del cuerpo y del cerebro, he encontrado una explicación a aquello que para mí era un gran enigma.

Un momento de inspiración

Nuestra sociedad valora profundamente todos los esfuerzos que hace la ciencia para modificar aquellos genes que pueden inducir la aparición de una enfermedad, y la epigenética nos está enseñando a reconocer aquellos factores que tienen un impacto directo en la expresión de los genes.

Conocemos cómo la falta de sueño reduce la expresión de ciertos genes, favoreciendo el desarrollo de tumores, y cada vez se habla más del efecto del ejercicio físico a este nivel tan profundo de nuestra biología. Muchas personas, si dispusieran de una información relevante en este sentido, sí que tendrían la inspiración necesaria para cambiar sus hábitos sedentarios. Por eso es importante señalar varias cosas con relación al ejercicio físico.

Podemos empezar destacando la diferencia que existe entre aquellos hermanos gemelos idénticos que practican ejercicio y los que no. Los que lo practican reducen en más de la mitad la posibilidad de tener una muerte temprana. Esto es importante de resaltar, ya que hablamos de hermanos que comparten exactamente los mismos genes.

Impacto del ejercicio en el hígado y en el páncreas

Cuando hacemos ejercicio físico, las células alfa del páncreas empiezan a producir una hormona llamada glucagón. El órgano diana de esta hormona es el hígado. Se trata de hacer que este se convierta en una fábrica constante de glucosa, de tal manera que los niveles de glucosa en sangre no caigan a pesar de que el músculo esté consumiendo grandes cantidades de ella durante el ejercicio físico.

Los procesos que se ponen en marcha para conseguir alcanzar este objetivo son los siguientes (figura 3, véase página siguiente):

— Liberación en la sangre de la glucosa almacenada en forma de glucógeno (un «conglomerado» de moléculas de glucosa unidas entre sí). A este proceso se le denomina glucogenólisis.
— Estimulación de la neoglucogénesis, que es un proceso para que el hígado pueda formar glucosa a partir de distintos elementos y, entre ellos, la mayoría de los aminoácidos que como sabemos son los elementos básicos que constituyen las proteínas.
— Formación y liberación de cuerpos cetónicos en la sangre en un proceso denominado cetogénesis. Los cuerpos cetónicos pueden ser utilizados por todos los tejidos del cuerpo, incluyendo el cerebral, para obtener energía. Más adelante y en el capítulo dedicado a la nutrición, cuando hablemos de la dieta cetogénica profundizaremos en algunas de las características de los cuerpos cetónicos. Simplemente avanzaremos que los cuerpos cetónicos se forman en el hígado a partir de los ácidos grasos que están acumulados en el tejido adiposo. Hay dos tipos de tejido adiposo o grasa. La grasa periférica que se encuentra debajo de la piel y alrededor de los músculos y la grasa visceral que se encuentra dentro del abdomen. Ambos tejidos grasos son muy diferentes. En el hombre suele predominar la grasa visceral —tener tripa— y en la mujer suele predominar la periférica —en los muslos, en la región glútea, en los brazos—. A partir de la menopausia y debido a los cambios hormonales la

mujer empieza a acumular más grasa visceral hasta poder alcanzar una cantidad parecida a la del hombre.

FISIOLOGÍA Y BIOQUÍMICA DEL EJERCICIO FÍSICO

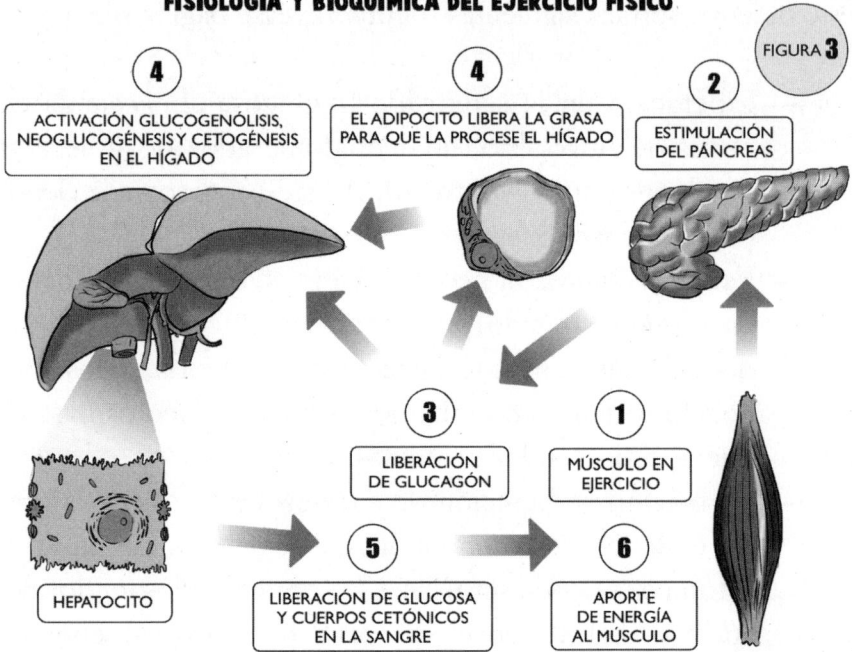

FIGURA **3**

(4) ACTIVACIÓN GLUCOGENÓLISIS, NEOGLUCOGÉNESIS Y CETOGÉNESIS EN EL HÍGADO

(4) EL ADIPOCITO LIBERA LA GRASA PARA QUE LA PROCESE EL HÍGADO

(2) ESTIMULACIÓN DEL PÁNCREAS

(3) LIBERACIÓN DE GLUCAGÓN

(1) MÚSCULO EN EJERCICIO

HEPATOCITO

(5) LIBERACIÓN DE GLUCOSA Y CUERPOS CETÓNICOS EN LA SANGRE

(6) APORTE DE ENERGÍA AL MÚSCULO

Cuando hay niveles altos de glucagón en sangre se favorece que estos ácidos grasos abandonen las células grasas, los adipocitos, y a través de la sangre lleguen al hígado para que en las mitocondrias de sus células, y que son sus centrales energéticas, se produzcan los cuerpos cetónicos.

El hígado empieza a producir cuerpos cetónicos en grandes cantidades cuando no hay suficiente glucosa circulante. Esta es la razón por la que durante el ejercicio físico decimos de una manera tan gráfica que «se quema grasa». Quemar el exceso de grasa visceral tiene un impacto sumamente beneficioso en la salud, y reduce la posibilidad de que padezcamos múltiples tipos de enfermedades que afectan a órganos tan diversos como pueden ser el corazón o el cerebro.

*Impacto del ejercicio físico en el cerebro y en la prevención
y en el tratamiento de enfermedades como la ansiedad,
la depresión o la enfermedad de Alzheimer*

La práctica regular de ejercicio reduce las posibilidades de padecer la enfermedad de Alzheimer. En este tipo de enfermedad se observa un adelgazamiento de la corteza del lóbulo frontal del cerebro, con el deterioro cognitivo que ello implica —pérdida de atención, de análisis y procesamiento de la información—. La práctica de ejercicio físico reduce el adelgazamiento del córtex frontal, mejorando por consiguiente las funciones cognitivas.

Hoy sabemos que la producción de IGF —factor de crecimiento insulínico—, VGEF —factor de crecimiento del endotelio vascular para que se formen nuevos vasos sanguíneos— y de BDNF —factor neurotrófico derivado del cerebro— aumentan con el ejercicio físico.

El BDNF tiene especial relevancia porque favorece la conectividad entre las neuronas al ser una importante neurotrofina —grupo de sustancias que benefician la neuroplasticidad, es decir, tanto la formación de nuevas neuronas a partir de células madre como una mayor conectividad entre las neuronas—.

El BDNF actúa mediante la activación de una serie de genes que potencian el crecimiento neuronal. El BDNF no solo tiene un enorme impacto en la corteza del lóbulo frontal del cerebro, sino que, además, también tiene una gran influencia en cómo funcionan los hipocampos, que son estructuras clave en la memoria y el aprendizaje.

En enfermedades como la depresión o el alzhéimer la cifra de BDNF que existe en los hipocampos es menor de lo normal. Esto explicaría el adelgazamiento que se observa en el tamaño de los hipocampos cuando se hace una resonancia magnética cerebral a personas que padecen ambas enfermedades. Si bien la depresión y el alzhéimer son trastornos clínicos muy diferentes, la reducción de las cifras de BDNF y del tamaño de los hipocampos sería algo que tendrían en común.

Es fascinante ver cómo se aprecia esto en estudios con ratones —aquellos ratones a los que se les estimula a que hagan ejercicio físico mediante la introducción en sus jaulas de una rueda vertical con un eje y sobre la que pueden correr—; se observa cómo sus hipocampos, sobre todo la región denominada el giro dentado, muestra una mayor conectividad entre las neuronas y un aumento en el número de neuronas presentes en esta región del cerebro —neuroplasticidad—. Cuando se estudian los niveles de BDNF en el tejido del hipocampo se advierte que son muy altos. De hecho, las cifras pueden haberse elevado como consecuencia del ejercicio físico practicado por esos ratones hasta en un 200 por 100. Sin embargo, cuando se estudia el cerebro de los ratones sedentarios no existe ni crecimiento neuronal en los hipocampos ni aumento de las cifras de BDNF. Además, cuando se intenta que los dos tipos de ratones aprendan algo nuevo, los que hicieron ejercicio físico aprenden mucho más deprisa que los ratones sedentarios.

El ejercicio físico también parece ser un elemento de gran importancia para prevenir e incluso tratar enfermedades degenerativas como el párkinson o el alzhéimer. Esto podría explicarse si tenemos en cuenta que hay ciertas proteínas que cuando se acumulan en el tejido cerebral han de ser eliminadas porque de lo contrario tendrían un efecto muy dañino sobre las neuronas. El ejercicio físico favorecería la eliminación de dichas proteínas, protegiendo a la persona del declive cognitivo.

Por consiguiente y resumiendo, el ejercicio físico no solo favorece la neuroplasticidad de los hipocampos, estructuras esenciales en la memoria y el aprendizaje. El ejercicio físico, además, promueve la neuroplasticidad en áreas del lóbulo frontal y que pertenecen al llamado «cerebro ejecutivo». Recordemos que una mayor conectividad neuronal a este nivel se traduce en una mejor capacidad de análisis, en un mayor nivel de atención y también en una mejor toma de decisiones.

Por si todo esto fuera poco, también se ha detectado un incremento de la neuroplasticidad con el ejercicio físico en un área del sistema límbico o cerebro emocional llamada el cíngulo anterior, y que tiene un papel de excepcional importancia en la empatía y en la gestión de las emociones. Por eso hacer ejercicio físico potencia la inteligencia, la memoria, la capacidad de aprendizaje, la atención, la sensación interna de bienestar y las relaciones que tenemos con los demás.

Es de muchos conocidos que, de los dos hemisferios del cerebro, el izquierdo y el derecho, el primero es más numérico y verbal, mientras que el derecho es más imaginativo y espacial. Que ambos hemisferios colaboren estrechamente es clave para poder ser un soñador que, además, es práctico y que, por tanto, sabe cómo hacer realidad sus sueños.

El ejercicio físico se sabe que potencia la comunicación entre los dos hemisferios del cerebro, aumentando el grosor de los haces nerviosos que conectan ambos hemisferios entre sí.

La práctica regular del ejercicio físico baja los niveles de ansiedad, entre otras cosas porque reduce la actividad de los núcleos amigdalinos del cerebro. Estos núcleos están involucrados en nuestra experiencia de miedo y ansiedad. Por eso es de tanta ayuda darse una caminata rápida cuando uno está tenso o preocupado. Muchas veces cuando lo hacemos se empiezan a ver las cosas desde una perspectiva diferente.

Dado que el ejercicio físico es uno de los factores que previene la aparición de una enfermedad degenerativa —párkinson, alzhéimer— o de una depresión, y que, además, puede tener un claro efecto beneficioso en el tratamiento de dichas dolencias, ha de ser un elemento presente en los protocolos de actuación de las mismas.

Impacto beneficioso del ejercicio físico en la prevención de infartos de miocardio y de ictus

El corazón necesita el ejercicio físico porque de lo contrario su capacidad de bombear la sangre se va reduciendo significativamente. Además, durante el ejercicio se generan nuevos vasos en el corazón. Esta ha sido la causa que ha permitido que personas con obstrucciones importantes en las arterias coronarias no fallecieran de un infarto si se ejercitaban regularmente. Durante todas esas horas, días, semanas y meses que hicieron ejercicio físico, sin ser ellas conscientes, fueron desarrollando esta circulación colateral que, a modo de «caminos accesorios», permitió que siguiera pasando la sangre cuando una arteria, una «autopista» del corazón, había quedado súbitamente bloqueada por un trombo.

Lo mismo ocurre en el cerebro. Ya hemos visto que durante el ejercicio físico se libera VGEF. Esto favorece que se formen más vasos cerebrales por los que pueda circular la sangre.

Importancia del entrenamiento con pesas

Junto al ejercicio aeróbico, cuyas bondades hemos descrito, hemos de considerar ahora el ejercicio con pesas. Este es importante tenerlo presente porque a partir de los cuarenta años —e incluso antes— empezamos a perder masa muscular y masa ósea, favoreciendo lo que se denomina como osteoporosis. La masa muscular es de excepcional importancia para que las articulaciones no sufran. Muchos dolores bajos de espalda son debidos a unos abdominales débiles. Hay dolores de rodilla que desaparecen fortaleciendo el músculo cuádriceps femoral, que es esencial en la extensión de la pierna. Muchas personas con cierta edad tienen propensión a las caídas por su falta de masa muscular. Por eso revertir la osteoporosis es importante para reducir la posibilidad de fracturas si uno se cae. Esas caídas y esas fracturas posiblemente no se habrían producido si hubieran tenido más desarrollados los músculos de sus extremidades inferiores y unos huesos con mayor matriz ósea y, por tanto, más sólidos. Recordemos que al menos en Estados Unidos la causa principal de muerte traumática en personas de más de sesenta y cinco años son las caídas. No estamos hablando, por tanto, de un asunto menor.

Una estrategia

Ejercicio diario para beneficiar a la salud y al buen funcionamiento del cerebro

El ideal para empezar a moverse es por la mañana antes de desayunar. Esto, entre otras ventajas, activa el metabolismo, lo que reduce la posibilidad de tener sobrepeso.

Andar deprisa es una de las mejores estrategias para estar en un magnífico estado físico, mental y anímico. Recordemos que el objetivo es elevar, aunque sea de forma discreta, tanto la frecuencia respiratoria como la cardíaca. Esa es la señal de que estamos haciendo ejercicio aeróbico. También hay que levantarse de la silla de vez en cuando en lugar de pasar horas interminables sentados delante de la pantalla del ordenador. La cantidad de tiempo que pasamos mirando a una pantalla, sea de ordenador o de televisión, ha aumentado muchísimo el sedentarismo de la población. Dar unos simples pasos después de estar dos horas ante el ordenador o la televisión y caminar media hora al día son dos tipos de acciones que, a pesar de ser sencillas, pueden aportarnos grandes beneficios.

Si se padece algún trastorno como el colon irritable o el reflujo gastroesofágico, un paseo antes de acostarse mejora ambas dolencias. No puede haber justificación para no moverse cuando hay tanto en juego.

Si creemos que no disponemos de media hora al día, busquemos tres espacios a lo largo de la jornada y caminemos rápido durante diez minutos cada una de las veces. El efecto es igual de beneficioso que si camináramos treinta minutos seguidos. La Organización Mundial de la Salud (OMS) define la inactividad física cuando se hace menos de ciento cincuenta minutos de actividad moderada —andar deprisa— por semana. Estamos hablando de una media de treinta minutos diarios durante cinco días a la semana. ¿Quién realmente no puede hacer esto? No olvidemos que nuestro cuerpo es un cuerpo del Paleolítico y hace ciento cincuenta mil años todos caminábamos kilómetros al día para obtener la caza y los tubérculos que necesitábamos para poder sobrevivir.

Hay mucha gente que hoy utiliza una serie de dispositivos para calcular el número de pasos que camina. Las personas sedentarias caminan menos de cinco mil pasos, mientras que las que no lo son caminan por encima de los siete mil quinientos pasos. Entre medias hay una franja de efectos no tan claramente beneficiosos para la salud. Recordemos aquí y como hemos señalado antes que cuando hablamos de andar, hablamos de hacerlo con cierto ritmo. No es un ir de tiendas a ver escaparates.

Si esto nos parece demasiado poco y aspiramos a un ejercicio más intenso, hay varias pautas muy interesantes que hemos de considerar a la hora de planificar nuestro entrenamiento.

Calcular la frecuencia cardíaca máxima para conocer los límites en un entrenamiento

Lo primero que hay que recalcar es que no podemos sobrecargar a nuestro precioso corazón y por eso hay que conocer cuál es la frecuencia cardíaca máxima a la que podemos someterle.

El cálculo es muy sencillo, ya que está basado en la edad. Si eres un hombre tienes que restarle a 220 tu edad, y si eres una mujer, tienes que restarle a 225 tu edad. Por ejemplo, yo soy un hombre y tengo sesenta y tres años de edad. Por eso la frecuencia máxima a la que tendría que someter a mi corazón es de 157 ($220 - 63 = 157$). Siempre es aconsejable que todos nos hagamos un chequeo cardiológico sobre todo si queremos entrenar con cierta intensidad.

Otro punto muy importante cuando se hace un ejercicio más intenso que el andar es calentar primero y estirar después.

Entrenamiento de alta intensidad en intervalos

Hay un tipo de entrenamiento que está considerado recomendable, siempre que, por supuesto, no exista ninguna patología cardiovascular de base. Es un entrenamiento muy avalado por personas que se dedican al alto *performance* deportivo. Se denomina entrenamiento de alta intensidad en intervalos y este tipo de ejercicio reduce la grasa visceral. Recordemos que esta clase de grasa que se encuentra en el interior de los órganos abdominales es un órgano endocrino, en el sentido de que libera una serie de sustancias que van a la sangre. En este caso lo que liberan se llaman citoquinas, y favorecen que se desencadene un proceso inflamatorio en distintas partes del cuerpo y, entre ellas, en el aparato cardiovascular. El ejercicio físico moderado o intenso reduce los marcadores de inflamación.

Este entrenamiento aeróbico de alta intensidad se hace un máximo de tres veces a la semana y dura tan solo quince minutos que se reparten en cinco episodios de tres minutos cada uno.

Durante cada uno de esos cinco episodios de tres minutos el primero es el de *sprint,* en el que se intenta alcanzar entre el 80-90 por 100 de la frecuencia cardíaca máxima. En mi caso, como mi frecuencia cardíaca máxima es de 157, yo he de alcanzar entre 126-141 latidos por minuto. Luego hay que recuperarse durante dos minutos. La recuperación no consiste en pararse y dejar de hacer ejercicio físico, sino en bajar la frecuencia a un 50-60 por 100 de la frecuencia cardíaca máxima —en mi caso, durante cada periodo de recuperación tendría que bajar a 79-94 latidos por minuto—. Terminado este periodo de recuperación volveríamos a hacer un *sprint* de un minuto buscando elevar de nuevo la frecuencia cardíaca al 80-90 por 100 de la frecuencia cardíaca máxima y, así sucesivamente hasta completar los cinco episodios cada uno de un minuto de *sprint* y dos minutos de recuperación.

Obviamente, el entrenamiento de alta intensidad en intervalos precisa de algún sistema que esté registrando nuestra frecuencia cardíaca, pudiendo ser un reloj o algún dispositivo integrado en una elíptica, una cinta de correr o una bicicleta estática.

Respecto a las pesas, lo más importante es no lesionarse. El peor enemigo de un buen ejercicio de pesas es el ego, cuando uno se pica y quiere levantar más de lo que ha de levantar. En general, es más difícil lesionarse usando el propio cuerpo o aparatos de resistencia que utilizando pesas libres y, sin embargo, si no levantamos el peso adecuado o si no lo hacemos de la manera correcta, también nos podemos lesionar. Por eso es tan valioso contar con un profesional que al menos nos asesore cuando comenzamos a utilizar pesas. Hay que tener también presente que después de ejercitar un grupo muscular hay que dejarle recuperarse normalmente durante al menos dos días.

UN ENTRENAMIENTO

Recuerda que hay tres tipos de ejercicios que debemos ir incorporando poco a poco a nuestra vida. Uno es el aeróbico —andar deprisa, correr, utilizar la elíptica, etc.—. El otro es el de resistencia, y que lo puedes hacer utilizando máquinas de resistencias, pesas libres o el peso de tu propio cuerpo. El tercer tipo de ejercicio es aquel en el que se entrena el equilibrio.

Si haces ejercicio de forma regular, este capítulo tal vez solo te haya servido para recordarte la importancia de lo que ya estás haciendo y, ojalá te inspire para no dejar de hacerlo nunca. Si, por el contrario, eres una persona de hábitos sedentarios, ya es hora de que decidas romper una costumbre tan nociva. Ponte a caminar deprisa. Si se te hace muy cuesta arriba empezar con media hora al día, comienza por diez minutos y empieza a construir desde allí. Recuerda que tu objetivo es caminar todos los días de la semana media hora y, a ser posible, antes de desayunar. Si no es una hora adecuada para ti, no permitas que esto sea una excusa para que no camines a otra hora del día. Te puedo asegurar que cuando empieces a incorporar este hábito vas a notar mejoras que van más allá de lo puramente físico. Vas a tener más serenidad, más autoconfianza y más claridad mental. El impacto del movimiento en el funcionamiento de la mente y en la mejora de las capacidades cognitivas es algo que nadie medianamente informado puede hoy rebatir.

UN RECONOCIMIENTO

En la casilla de tu manual de entrenamiento en la que pone «Muevo mi cuerpo para vivir más y mejor» pon un *tick* (✓) cada vez que hayas caminado media hora al día con paso ágil para subir la frecuencia cardíaca y respiratoria. Cuando hayas acumulado catorce, ten un gesto de reconocimiento y celebración. Recuerda que tu cerebro necesita que reconozcas y celebres los pequeños éxitos para incorporar en tu vida ciertas conductas de una manera más profunda y estable.

2
LA IMPORTANCIA DE LA NUTRICIÓN

Aumenta tu energía y tu eficiencia, mejora el ánimo, potencia la memoria y empieza a prevenir o a tratar el deterioro cognitivo, la ansiedad, la depresión y la enfermedad de Alzheimer.

UNA HISTORIA QUE ME AYUDÓ A DESPERTAR A UNA NUEVA REALIDAD

Hace ya bastantes años, y en uno de mis viajes de Nueva York a Madrid, vi un documental científico en el que hablaban de la nutrición y de su impacto en el funcionamiento de la mente. Todo comenzaba con el relato de una mujer de nacionalidad británica que llevaba años en tratamiento por una depresión. Durante la entrevista que le hacían en el documental ella describía lo poco que le habían ayudado los antidepresivos. Su vida había mejorado algo, pero no de forma significativa. Además, se pasaba gran parte del día con cierta sensación de somnolencia.

Fue solo cuando un conocido le habló del impacto de la nutrición en la salud mental cuando esta mujer decidió probar algo que se salía de los abordajes tradicionales. Según se explicaba en dicho documental, en tan solo seis meses de seguir un nuevo programa de alimentación, se produjo una reversión total de su depresión.

Aquello me dejó bastante desconcertado porque, desde el punto de vista médico y con la información de la que yo disponía en aquel momento, un impacto tan potente de la nutrición en la salud mental de alguien que la había perdido, tenía para mí todo menos sentido. Sin embargo, hay algo que yo había decidido hacía tiempo, y era que si veía algo sorprendente, pero que en ese momento para mí no tenía sentido, no desecharía de entrada la información, sino que investigaría, iría a las raíces, intentaría encontrar más información para así lograr una comprensión mayor de la que tenía. Desde entonces he buscado un mayor entendimiento de la manera en la que la alimentación impacta en la salud y en el bienestar de un ser humano.

Nuestra formación como médicos en este sentido es bastante limitada, y solo los especialistas en endocrinología y nutrición suelen manejarse en este campo con soltura. Sin embargo, hay algunos datos en el campo de la relación entre alimentación y salud mental que tampoco conocen incluso algunos especialistas. El campo de la nutrición y la salud es uno de los más complejos y contradictorios que conozco, y en los que resulta más complicado encontrar información veraz. Pondré un ejemplo para que se entienda a lo que me refiero.

En una ocasión en la que estaba en Orlando, Florida, me acerqué a la mejor librería de la ciudad para ver qué tenían en temas de nutrición. Encontré un libro escrito por un médico con excepcionales credenciales. En aquel libro se desaconsejaba por completo el consumo de pan en cualquiera de sus formas, aunque fuera integral. Curiosamente, y cuando me encontraba en el aeropuerto de Miami para volver a España, vi un programa de televisión en el que se hablaba de salud. El cardiólogo que atendió al presidente Bill Clinton cuando tuvo su infarto de miocardio, sostenía que uno de los mejores remedios para evitar las patologías cardiovasculares era el consumo de granos integrales. Contradicciones similares se pueden ver en otros alimentos de consumo habitual como pueden ser la leche, el vino, la fruta, los huevos fritos, el café, el chocolate, etc. Hay muchas personas que dicen que les sienta mal la leche y que el ser humano es el único animal —aunque sea racional— que bebe leche siendo adulto. También hay expertos que dicen que ¡cómo es posible que países en los que se consume tanta leche como en Estados Unidos haya tantas personas con huesos descalcificados!

Si bien la sociedad norteamericana de cardiología sostiene que dos copas de vino al día pueden ejercer cierta prevención sobre los accidentes cerebro vasculares y los infartos de miocardio, hay otros expertos que consideran que el consumo de cualquier forma de alcohol no es buena para la salud.

Todos hemos oído que comer fruta es bueno y, sin embargo, hay frutas como las uvas o el melón que tienen un alto índice glicémico —un alto contenido en azúcar de la fruta— y por eso para algunos nutricionistas su consumo habitual pueden llegar a ser poco recomendable.

Respecto a los huevos fritos, yo he estado con cardiólogos que los desaconsejan por la subida del colesterol que supuestamente ocasionan, mientras que otros con los que también he estado dicen que no hay problema, sobre todo si esos huevos proceden de gallinas de campo.

Respecto al café o el chocolate, cada vez salen un mayor número de artículos contradictorios. En unos se habla de las bondades de estos productos y en otros de sus efectos negativos.

Si a todo esto le añadimos los intereses económicos que hay por medio y que hay países que tienen como fuente de ingresos muy significativa la venta de algunos de estos productos, la complejidad del tema se hace aún mayor. Por otro lado, el empobrecimiento de las tierras de cultivo, el uso de fertilizantes en las plantas, de antibióticos en los animales, el estrés animal, etc., convierten el tema de la salud y la alimentación en un gran laberinto. Qué duda cabe de que hay, además, factores personales y también culturales. No es lo mismo que consuma leche un noruego que un chino. La mayor parte de los noruegos han estado expuestos al consumo de leche desde hace muchísimas generaciones y sus cuerpos son capaces de producir en el intestino delgado una enzima que se llama lactasa. Esta lo que hace es romper una molécula compleja de azúcar que es la lactosa en sus dos componentes, que son la glucosa y la galactosa. Ambos componentes son entonces absorbidos por las vellosidades del intestino delgado, pasan a la sangre y son utilizadas de una manera provechosa por el metabolismo celular. Sin embargo, si el intestino delgado de una persona no produce lactasa, esta no puede ser convertida en glucosa y galactosa, con lo cual no solo es que no pueden absorberse estas moléculas y pasar a la sangre, sino que, además, dan lugar a una inflamación en el intestino que se traduce, entre otras cosas, en molestias digestivas. Según expertos en este campo, gran parte de la población asiática no puede producir la enzima lactasa y por consiguiente no se beneficiarían del consumo de leche.

Creo que ha quedado bastante clara la dimensión del desafío al que nos enfrentamos y por eso hay que ser muy prudente en las recomendaciones y en las estrategias que hay que seguir para no «pillarnos los dedos». Incluso en un producto como el aceite de oliva, en el que todo el mundo está de acuerdo sobre lo beneficioso que es, hay que tener en cuenta que al tratarse de una grasa aporta una cantidad importante de calorías. Lo que hay que evitar es convertirse en una especie de «talibán» absolutamente intransigente con lo que se come.

Recuerdo el caso de un norteamericano experto en temas de nutrición y salud deportiva que estaba viendo un partido de tenis. A nuestro hombre le entró el hambre y decidió buscar algo que comer. Al parecer, lo único que vendían allí eran hamburguesas con queso, beicon y demás complementos. El hombre casi a hurtadillas compró una de aquellas hamburguesas y se fue a un sitio discreto a comérsela. Cuál no sería su infortunio cuando le pilló un periodista deportivo que escribía en una revista muy conocida y que, por supuesto, conocía al experto en nutrición. El pobre, al verse «pillado», se quedó petrificado y no supo qué decir. El periodista, un hombre sin duda comprensivo, le dijo:

—No pasa nada, tranquilo; uno escoge la mejor opción de las que hay.

UN MOMENTO DE INSPIRACIÓN

Una epidemia muy seria

El aumento de la ingesta calórica a lo largo de los años ha alcanzado en muchos países cifras enormes. Por ejemplo, en Estados Unidos, un país que destaca por el número de personas que tienen sobrepeso y obesidad, dicho consumo ha pasado de dos mil cien calorías al día en la década de los setenta a dos mil seiscientas en la década actual. En muchos lugares del mundo se come en exceso y esto favorece que haya tantas personas obesas.

Poco a poco las autoridades sanitarias fueron cayendo en esta realidad y en sus efectos negativos para la salud. Recordemos en este sentido que hoy en día la obesidad se considera una enfermedad crónica. Comenzó así un proceso de investigación para intentar descubrir cuáles eran aquellos alimentos más perjudiciales para la salud. Las primeras señaladas como culpables fueron las grasas saturadas típicas de productos como la carne roja de vaca o la mantequilla. Por eso se crearon políticas muy estrictas para reducir la cantidad de grasas que tenían los alimentos que se estaban vendiendo en las tiendas y supermercados. Sin embargo, nuevos estudios demostraron que dichas grasas saturadas no parecían tener un impacto tan negativo en la salud. El problema que surgió con la prohibición de que los alimentos procesados tuvieran una determinada cantidad de grasa saturada fue que muchas marcas empezaron a añadirles azúcares y sal para mantener un sabor que siguiera siendo atractivo. Este hecho ha sido como veremos uno de los elementos que más ha disparado la epidemia actual de obesidad y diabetes de la que ha alertado ampliamente la Organización Mundial de la Salud. También ha permitido demostrar que son los azúcares y no las grasas los que más daño pueden hacer al organismo.

Alimentos procesados y precauciones que hemos de tomar

Los alimentos procesados son aquellos que se preparan industrialmente, a diferencia de los que se preparan en casa. Se trata, por tanto, de alimentos manipulados por la industria. Algunos procesados eliminan ciertos elementos y añaden otros, lo cual los convierte en alimentos menos saludables de lo que parecen. El objetivo de procesar los alimentos es doble. Por una parte se busca darles una textura y un sabor agradables a los sentidos, y por otra, se quiere extender su tiempo de vida en los almacenes y supermercados evitando que se estropeen.

Algunos de los nutrientes que se eliminan en los alimentos procesados son la fibra, los antioxidantes y los ácidos grasos omega 3, ya que la presencia de estos favorece la contaminación por elementos como el moho.

Entre los elementos que se añaden a los alimentos procesados están azúcares, grasas, sal y conservantes. De hecho, una de las mejores formas de ver hasta qué punto está procesado un determinado producto alimentario es mirar la etiqueta donde aparece la composición y ver el número de conservantes que tiene. El resultado puede ser alimentos con muchas calorías y muy poco valor nutricional. De hecho, hay algunos estudios que muestran que solo la sexta parte del azúcar la ingerimos con los postres.

La Organización Mundial de la Salud, alarmada ante el consumo masivo de azúcares, propone que se haga una bajada drástica a menos del 5 por 100 del consumo total de energía. Esto correspondería a unas seis cucharadas de té. Cada cucharada de té supone unos seis gramos de azúcar. Sin embargo, la clave está en darse cuenta de la enorme cantidad de azúcar que hay en muchos de los alimentos preparados que consumimos, desde cereales hasta yogur. Esta bajada tan drástica que sugiere la Organización Mundial de la Salud sí afecta a la miel, pero no afecta al azúcar natural contenido en la fruta, si bien hay que ser consciente de que tampoco es conveniente consumir en exceso frutas con alto índice glicémico.

Nutrientes en los alimentos y su impacto en la salud

1. Hidratos de carbono

Se trata de una serie de sustancias que el organismo utiliza para obtener energía. Se clasifican en simples y complejos dependiendo, entre otras cosas, de la velocidad a la cual el azúcar que los componen puede, una vez han sido digeridos, penetrar en la sangre.

Los carbohidratos simples tienen una estructura molecular muy sencilla y el organismo los puede utilizar de forma muy rápida para la obtención de energía —por eso los consumen los deportistas—, aunque como también veremos más adelante hay otras formas de obtenerla. El problema es que si no se consumen inmediatamente porque no se hace ejercicio físico, sino que se tiene una vida sedentaria, se convierten con gran rapidez en grasa.

Los carbohidratos simples pueden ser monosacáridos si están compuestos por una única molécula de azúcar, como la glucosa, la galactosa, la fructosa —azúcar de la miel y las frutas— o disacáridos si están compuestos por dos moléculas de azúcar como la lactosa —el azúcar de la leche que está compuesta de glucosa y galactosa— y la sacarosa —el azúcar refinado y de caña y, que contiene glucosa y fructosa—.

Los carbohidratos simples los encontramos, por tanto, en la miel, en las frutas —sobre todo en las de alto índice glicémico—, en los dulces, en el pan hecho con harina blanca, la leche, el yogur, el chocolate, la pasta no integral, las mermeladas, los refrescos y, por supuesto, en el azúcar de mesa. Estos carbohidratos simples son los que pueden tener un impacto más serio en nuestra salud cuando se toman por encima de las recomendaciones de la Organización Mundial de la Salud —máximo seis cucharadas de té al día—.

Los carbohidratos complejos están formados por cadenas muy largas de moléculas de azúcar unidas entre sí por una serie de enlaces o puentes. Este tipo de hidratos de carbono se encuentra en las harinas que son verdaderamente integrales, en el arroz y la pasta integral, en los vegetales y en las verduras.

Entre los hidratos de carbono complejos podemos citar algunos como el almidón que contienen las patatas, la pectina de las manzanas, la rafinosa del brócoli o la inulina de las alcachofas. Este tipo de hidratos de carbono pueden ser digeridos lentamente por el organismo, dando lugar a azúcares más sencillos que pasan a la sangre de forma progresiva y que es la ideal. Algunos, sin embargo, no pueden ser digeridos por nosotros. Constituyen la fibra vegetal que es esencial para el buen funcionamiento de las bacterias intestinales que sí pueden digerirlas. La presencia de fibra en la alimentación es especialmente importante para el buen funcionamiento de dos tipos de bacterias intestinales: los lactobacilos y las bifidobacterias. Gracias a la presencia de fibra, la glucosa se absorbe, además, más lentamente y esto favorece el trabajo de la insulina que no se ve sobrecargada por la llegada de un exceso de glucosa a la sangre. Por eso la fibra es un gran protector de las células beta del páncreas, que son precisamente las que producen la insulina.

Los picos de glucosa en la sangre llevan a picos de insulina y esto no es bueno ni para el páncreas ni para el cerebro. Además, enseguida volvemos a tener hambre, por lo que hay que evitar en la medida de lo posible tomar alimentos o bebidas con un índice glicémico elevado —el índice glicémico de un alimento hace referencia no solo a la abundancia de azúcares simples en su composición, sino también a la velocidad a la que la glucosa penetra en la sangre una vez que dicho alimento ha sido digerido—.

Una composición abundante de vegetales en el plato es lo esencial. Las personas que consumen vegetales tienden a tener una mejor salud que las que no lo hacen. El ideal sería que la mitad de nuestro plato de comida estuviera compuesto por vegetales. Estos aportan, además de elementos tan importantes como la fibra, vitaminas, minerales, antioxidantes, proteínas y grasas insaturadas que son muy beneficiosas para el organismo. Por alguna razón, los preparados comerciales de vitaminas y minerales no tienen el mismo efecto beneficioso que los que se consumen directamente a través de la ingesta de vegetales o frutas.

2. Proteínas

Las proteínas son clave no solo como elemento estructural de los tejidos, sino porque, además, los aminoácidos que las componen llevan a cabo múltiples funciones dentro del organismo y son constituyentes de muchas de las hormonas y neurotransmisores que llevan señales desde una parte del cuerpo a otra.

De los veinte aminoácidos que configuran nuestras proteínas, hay nueve de ellos que se denominan esenciales. Esta denominación no se debe a que sean más importantes que los no esenciales, sino al hecho de que han de ser aportados con los alimentos, ya que el organismo humano no los puede fabricar. Ni siquiera el tofu contiene todos los aminoácidos esenciales. Por eso hay que tener cuidado a la hora de consumir una dieta estrictamente vegetariana.

Los pescados y los huevos contienen los nueve aminoácidos esenciales. Si los pescados son, además, de mar y los huevos de gallinas de campo, el tipo de grasa que contienen es poliinsaturada. Esta clase de grasas es muy beneficiosa para la salud.

3. Grasas

Hay dos tipos de grasas, que son las saturadas y las insaturadas. Las primeras están especialmente presentes en el queso, la mantequilla, el tocino, el beicon y la carne roja de vaca. Se llaman así porque la cadena de átomos de carbono está saturada —unida ampliamente— a átomos de hidrógeno. Estas cadenas de átomos de carbono saturadas con átomos de hidrógeno pueden estar muy pegadas unas a otras y por eso su consistencia es sólida.

Las grasas insaturadas, aunque están unidas a átomos de hidrógeno, no lo están con una densidad tan marcada y por eso muchas de ellas son líquidas a temperatura ambiente. Intentar solidificarlas no es bueno porque se modifican y alteran.

Las grasas insaturadas están presentes en los pescados —sobre todo los azules—, los aguacates, las nueces, las semillas y aceites como el de oliva. Un tipo especial de grasas insaturadas son las poliinsaturadas, tales como el omega 3. Estas grasas las encontramos en gran abundancia en pescados de mar, huevos de gallinas de corral, aguacates, nueces, almendras y aceite de oliva extra virgen.

El índice de masa corporal (IMC) y la importancia de medirlo

Lo primero que tenemos que considerar en cuanto a valoración de nuestro estado de nutrición y salud es lo que se denomina índice de masa corporal (IMC). Esta medida lo que hace es relacionar el peso con la altura, algo que de entrada resulta bastante lógico. El Texas Heart Institute ofrece una calculadora para medir este índice (https://www.texasheart.org/heart-health/heart-information-center/topics/calculadora-del-indice-de-masa-corporal-imc/).

Como en muchos lugares del mundo se utiliza el metro cuadrado, el IMC se calcula dividiendo los kilogramos de peso por el cuadrado de la estatura en metros. Los norteamericanos utilizan, en lugar de la unidad de metro, la de pies y pulgadas —un metro es igual a tres pies, 3,37 pulgadas—. La calculadora del Texas Heart Institute permite utilizar tanto las medidas españolas como las norteamericanas.

Es conveniente conocer el IMC porque sí que tiene una importante relación con la salud. El IMC adecuado se encuentra entre veinte y veinticinco.

— Si el IMC es mayor de veinticinco hablamos de sobrepeso.
— Si el IMC es mayor de treinta hablamos de obesidad.
— Si el IMC es mayor de cuarenta hablamos de obesidad
mórbida.
— Si el IMC está por debajo de veinte, entonces hablamos
de delgadez.

Es interesante saber que, cuando estamos en la banda de
sobrepeso y nos acercamos a la obesidad, el cuerpo empieza a
sufrir y aumentan las posibilidades de desarrollar una diabetes
tipo 2 e incluso un cuadro inflamatorio generalizado propio
de la liberación de citoquinas por la grasa visceral que rodea
e infiltra los órganos abdominales. Hablaremos extensamente
de ello en este mismo capítulo.

La obesidad es hoy en día un desafío mundial que afecta ya
a una población muy joven. Hablamos de algo mucho más serio
de lo que pensamos, ya que un adulto obeso aumenta en un 50
por 100 la posibilidad de morir prematuramente; esto es, antes
de lo que le corresponde. Junto con el consumo de tabaco, el
sobrepeso y la obesidad son factores que sin duda predisponen
a la enfermedad. La ignorancia sobre esto no nos exime de sus
posibles consecuencias y por eso es importante conocerlas.

*Relación de la alimentación con los infartos cerebrales y con
enfermedades degenerativas como la enfermedad de Alzheimer*

Ya vimos en el capítulo dedicado al ejercicio físico cómo
este tenía un impacto muy importante en órganos tales como el
cerebro y el corazón, reduciendo la incidencia de infartos de
miocardio y de ictus. También vimos que el ejercicio físico

previene la aparición de cuadros de ansiedad, depresión y reduce la posibilidad de padecer un déficit cognitivo a medida que se va envejeciendo. Otra de las cosas que comentamos extensamente en el capítulo anterior fue el mecanismo a través del cual el ejercicio físico reduce la posibilidad de padecer una enfermedad neurodegenerativa como puede ser la enfermedad de Parkinson o la enfermedad de Alzheimer.

Las enfermedades degenerativas del sistema nervioso y los trastornos mentales como la ansiedad o la depresión tienen un gran impacto personal, familiar y social. Se considera que en el mundo hay más de trescientos millones de personas afectadas por una depresión. Los accidentes vasculares cerebrales (ACV) tienen también gran impacto social, ya que aunque pueden no causar la muerte, sí que originan secuelas que pueden ser muy limitantes. En Estados Unidos, cerca de ochocientas mil personas sufren cada año un accidente vascular cerebral, y de estos, más de cien mil mueren. Conforme vamos envejeciendo, el riesgo de padecer un ACV se incrementa.

Otra enfermedad que sabemos que tiene consecuencias devastadoras es la enfermedad de Alzheimer. Esta enfermedad ha pasado de ser muy poco frecuente hace unas décadas a convertirse en casi una epidemia. Hoy, unos treinta y cinco millones de personas en el mundo padecen la enfermedad de Alzheimer, mientras que se calcula que en el año 2050 la padecerán ciento quince millones. Pues bien, este incremento de la enfermedad se asocia curiosamente con un aumento descomunal de trastornos metabólicos como pueden ser la diabetes tipo 2 o el síndrome metabólico. Precisamente por ello se ha empezado a poner en valor el papel que juega la nutrición en la subida tan espectacular de la enfermedad de Alzheimer.

He mencionado en las líneas anteriores algo que se conoce como el síndrome metabólico. Se trata de una condición prediabética que se diagnostica cuando se dan tres de las siguientes condiciones:

— Obesidad abdominal (que refleja un aumento significativo de la grasa intraabdominal). Se utiliza una cinta métrica para medir el perímetro abdominal. Las cifras por encima de ciento dos centímetros en los hombres y de ochenta y ocho centímetros en las mujeres reflejan un aumento significativo y peligroso de la grasa visceral o intraabdominal.
— Un nivel elevado de triglicéridos en el suero sanguíneo (cifra por encima de 150 mg/dl).
— Un nivel elevado de LDL y bajo de HDL (menos de 40 mg/dl en hombres y de 50 mg/dl en mujeres).
— Presión arterial elevada (por encima de 135/85).
— Glucosa en ayunas elevada (superior a 110 mg/dl).

Un 30 por 100 de la población adulta, en gran medida con una clara asociación al sobrepeso y a la obesidad, presenta resistencia a la insulina, cuyas consecuencias veremos más adelante y que reflejan un estado prediabético. De ellas, una de cada tres desarrollará una diabetes tipo 2 al ser ya su páncreas incapaz de producir una cantidad suficiente de insulina. Aunque la resistencia a la insulina y el síndrome metabólico no son lo mismo, su correlación es muy alta.

Resistencia a la insulina

Ya comentamos al comienzo de este capítulo dedicado a la importancia de la nutrición que los primeros estudios que se llevaron a cabo para buscar los alimentos que más deterioraban al organismo parecían revelar que los culpables eran las grasas saturadas presentes en la carne roja, el beicon, los quesos o la mantequilla.

Estudios muy amplios sobre la población, como el Minnesota Coronary Study y otros, no demostraron que las grasas saturadas —salvo en alimentos procesados— tuvieran para nada un efecto tan negativo ni en el corazón ni en el cerebro como se pensaba. Aun así, hoy se recomienda que no formen más del 10 por 100 de la dieta. Con lo que sí se ha visto que hay que tener mucho cuidado es con ciertos fritos —por la existencia de grasas nocivas para la salud—, las bebidas azucaradas y determinados alimentos procesados.

Para comprender de qué manera los excesos de azúcares pueden dar lugar a enfermedades, tenemos que entender el papel que una hormona, la insulina, juega en el metabolismo de las células (figura 4).

INSULINA Y METABOLISMO DE LA GLUCOSA

FIGURA **4**

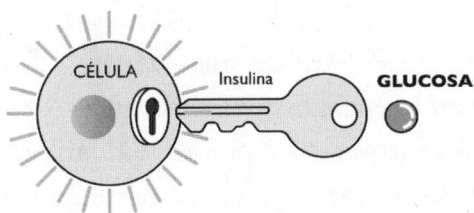

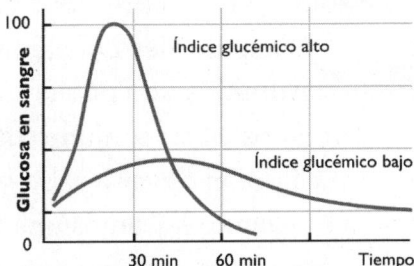

FUNCIONAMIENTO DE LA INSULINA

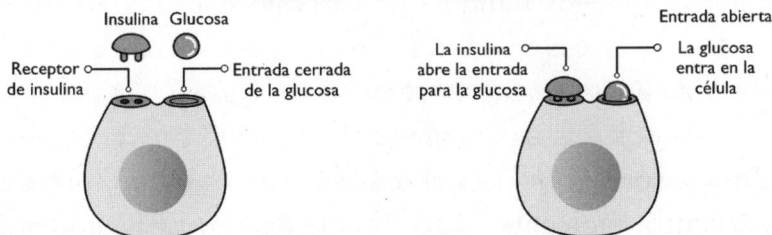

Cuando hay azúcar disponible —glucosa en sangre—, la insulina se une a un receptor que hay en la membrana de la célula. Al hacerlo, se abre un canal por el que puede entrar la glucosa en dicha célula. Esta glucosa se convierte en una sustancia que se llama acetil-CoA.

El acetil-CoA puede a su vez penetrar en unas estructuras llamadas mitocondrias que serían como las centrales energéticas de las células y convertirse en ATP, que es la moneda energética de la célula.

La glucosa también puede seguir un proceso diferente y convertirse en ácidos grasos, que se unen a otra molécula también procedente de la glucosa y que se llama glicerol. Los ácidos grasos unidos al glicerol son los que constituyen los tan famosos triglicéridos. De esta manera y en forma de grasa —triglicéridos—, la célula almacena energía para su uso ulterior. No hemos de olvidar que un solo gramo de grasa puede aportar nueve calorías de energía, una cantidad muy superior a la que aportan los hidratos de carbono y las proteínas, y que es de tan solo cuatro calorías por gramo.

Cuando llevamos una vida activa, los hidratos de carbono consumidos se convierten en ATP para que las células y los órganos en su conjunto utilicen la energía contenida en el ATP y así poder llevar a cabo sus importantes funciones. Sin embargo, cuando llevamos una vida sedentaria, una gran parte de los hidratos de carbono que consumimos y que el organismo transforma en glucosa se almacenan de forma muy rápida en grasa. Por eso aquellos hidratos de carbono consumidos durante la noche —por ejemplo, en forma de pasta— entrarán a formar parte de nuestras nuevas reservas de grasa.

Los dos únicos órganos en los que se puede almacenar la glucosa son el hígado y el músculo, y lo hace en forma de una estructura molecular llamada glucógeno. El hígado sí puede liberar en la sangre glucosa a partir del glucógeno que tiene almacenado. Sin embargo, la glucosa almacenada en el múscu-lo solo es utilizada por el propio músculo y no puede pasar a la sangre.

Cuando las células muestran lo que se llama resistencia a la insulina, los niveles de glucosa en la sangre tienden a elevarse, obligando al páncreas a trabajar más, produciendo más insulina para evitarlo.

La resistencia a la insulina es un proceso de extraordinaria complejidad y en el que pueden estar involucrados muchos elementos, desde factores genéticos hasta procesos inflamato-rios. Hoy se piensa que una de las causas de la resistencia a la insulina es que se ha ingerido tanta cantidad de azúcar que las células del hígado y de la grasa abdominal sencillamente no pueden aceptar la entrada de más glucosa.

El hígado, que ya ha acumulado toda la glucosa posible en forma de ácidos grasos, no puede más y empieza a liberar parte de esos ácidos grasos a la sangre unidos a unas proteínas llamadas lipoproteínas de baja densidad o LDL, y que llevan la grasa a sitios tales como los vasos sanguíneos, donde no tendrían que estar. Como veremos a continuación, esta acu-mulación ectópica de grasa —grasa en lugares donde no tendría que estar—, se asocia con un proceso inflamatorio que lesiona la delicada capa interna de las arterias (figura 5, véase página siguiente). Esta inflamación a su vez hace que acudan las plaquetas y ello favorece la aparición de un trom-bo y la obstrucción de la arteria en cuestión. Se ve así con gran claridad la relación entre la resistencia a la insulina y los infartos cardíacos y cerebrales. Recordemos que pueden pasar muchos años hasta que la resistencia a la insulina se manifies-te en forma de una diabetes tipo 2.

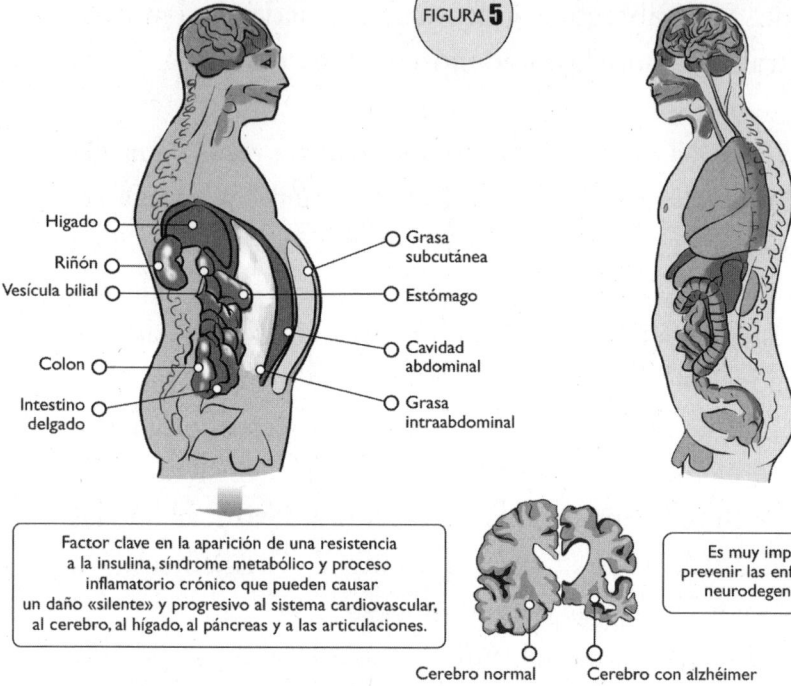

OBESIDAD VISCERAL

FIGURA **5**

ÍNDICE DE MASA CORPORAL NORMAL

Hígado
Riñón
Vesícula bilial
Colon
Intestino delgado

Grasa subcutánea
Estómago
Cavidad abdominal
Grasa intraabdominal

Factor clave en la aparición de una resistencia a la insulina, síndrome metabólico y proceso inflamatorio crónico que pueden causar un daño «silente» y progresivo al sistema cardiovascular, al cerebro, al hígado, al páncreas y a las articulaciones.

Es muy importante prevenir las enfermedades neurodegenerativas.

Cerebro normal   Cerebro con alzhéimer

Además, el hígado graso que es como se denomina a esta condición en la que este órgano está saturado de ácidos grasos, no puede funcionar de forma correcta. Por otro lado, la hipertrofia —aumento del tamaño— del tejido adiposo —la grasa intraabdominal—, por la gran cantidad de grasa acumulada produce en sus células algo que se conoce como estrés metabólico. El acúmulo de grasa obligaría a los adipocitos, las células grasas, a experimentar cambios estructurales.

Dado que la grasa abdominal no es un simple almacén de grasa, sino un verdadero órgano endocrino, estos cambios estructurales se asocian a un incremento de unas sustancias llamadas citoquinas que tienen actividad inflamatoria. Además, en la grasa visceral hay unas células del sistema inmune que se denominan macrófagos. En condiciones normales dichos

macrófagos tienen lo que se denomina un perfil M2 —antinfla-
matorio—. Sin embargo, cuando se produce esta hipertrofia de
la grasa visceral, pasan a un perfil M1 —proinflamatorio—.
Tanto los adipocitos como los macrófagos con perfil M1 pro-
ducirían esas sustancias llamadas citoquinas inflamatorias.
Entre ellas las más conocidas serían el factor de necrosis tumo-
ral alfa (TNF-α) o la interleuquina 6. Estas citoquinas no solamente aumentarían la resistencia a la insulina en el tejido adiposo, sino también en otros órganos como el cerebro en el que
como veremos más adelante, la insulina juega un papel trascendental, entre otras cosas para evitar la aparición de la enfermedad de Alzheimer.

El proceso inflamatorio desencadenado desde la grasa visceral produce inflamación en los vasos sanguíneos, en las articulaciones y en el cerebro. Existe una clara relación entre los
depósitos de grasa intraabdominal y la resistencia a la insulina,
y por eso la medición del perímetro abdominal se utiliza en
muchos lugares para evaluar el riesgo de padecer ciertas enfermedades.

El estrés oxidativo y la resistencia a la insulina

Durante el metabolismo aeróbico —utiliza oxígeno para
quemar la glucosa y producir energía— se liberan las llamadas
especies reactivas del oxígeno como el superóxido, el hidroxilo,
el peróxido de hidrógeno y los oxirradicales. Estas sustancias son capaces de producir daños muy significativos en ciertas
moléculas como el ADN. Aunque las especies radicales del
oxígeno cumplen algunas funciones dentro del organismo, su
aumento puede generar muchos problemas como son el envejecimiento prematuro y la aparición de tumores.

Solemos hablar de estrés oxidativo cuando la formación de especies reactivas del oxígeno es demasiado grande. Todos tenemos unos antioxidantes naturales que sirven para neutralizar estas moléculas también llamadas radicales libres. Entre ellos destacan dos enzimas que se denominan catalasa y superóxido dismutasa. Pues bien, el estrés oxidativo aumenta con el tabaco, el distrés —estrés negativo—, el incremento de la glucemia y los niveles altos de ácidos grasos, algo que suele caracterizar a la resistencia a la insulina.

La resistencia a la insulina y el páncreas

El páncreas, al ser el productor de la insulina, cuando existe una resistencia a esta y las cifras de glucosa en la sangre tienden a aumentar, necesita también aumentar la producción de insulina para intentar forzar a la glucosa a entrar en las células, las cuales, y como ya hemos visto, se resisten a ello. Con el tiempo, las células beta del páncreas —que son las que producen la insulina— acaban deteriorándose y ya no producen ni siquiera una cantidad normal de dicha hormona. Es a partir de ese momento cuando estamos ante un cuadro de diabetes tipo 2 que requiere ya el uso de medicación.

La resistencia a la insulina y el cerebro

Durante mucho tiempo se consideró en medicina que dado que el cerebro necesita imperiosamente para su funcionamiento de una provisión continua de glucosa, el paso de glucosa al tejido cerebral era independiente de la insulina. Hoy esta visión ha cambiado por completo al descubrirse que no solo el tejido cerebral necesita de la insulina para que la glucosa penetre en las células, sino que, además, la insulina juega un papel previamente insospechado en la salud del cerebro.

La insulina es una hormona que regula en el cerebro la activación de las células madres, el crecimiento de las neuronas y el mantenimiento y reparación de las sinapsis. La insulina protege a las células nerviosas para que no mueran, aumenta el riego sanguíneo al cerebro y ajusta la respuesta inflamatoria mediada por las denominadas células de glía, un tipo de célula del tejido nervioso que es seis veces más numerosa que las neuronas. La insulina, por tanto, tiene una función neurotrófica y neuromoduladora. De hecho, los niveles de insulina en el tejido cerebral pueden ser muy superiores a los existentes en el plasma.

En los hipocampos, centros esenciales en la memoria y el aprendizaje y que están situados en los lóbulos temporales del cerebro, existen unos niveles especialmente elevados de insulina. Por eso la insulina desempeña, sin duda, un papel muy relevante en los mecanismos de la memoria y el aprendizaje. Si recordamos cuando hablamos del ejercicio físico, su práctica aumentaba los niveles de BDNF en los hipocampos, mejorando la memoria y el aprendizaje. Como vemos, la insulina en los hipocampos tiene también un papel similar.

Algo que llama mucho la atención en la enfermedad de Alzheimer es que los niveles de insulina en el tejido cerebral de muchos de estos enfermos son menores de los normales. De ahí que se piense que la enfermedad de Alzheimer podría ser una enfermedad metabólica de progresión lenta, máxime cuando también se observan niveles elevados de glucosa en sangre. Si la enfermedad de Alzheimer tuviera que ver con el mal funcionamiento de la insulina en el cerebro, y dado el impacto que tiene la insulina sobre todo en el funcionamiento correcto del hipocampo, no sería de extrañar que dicha enfermedad comenzara con una pérdida progresiva de memoria y una lesión degenerativa a la altura del hipocampo.

Hoy, que tantas personas quieren hacer algo para prevenir el desarrollo de una posible enfermedad de Alzheimer, es importante conocer el impacto en el cerebro de la resistencia a la insulina, ya que podríamos estar ante un síndrome que pudiera predisponernos, sin nosotros saberlo, a padecer la enfermedad de Alzheimer.

Algunos investigadores —como Tomasso Cassano, de la Universidad de Foggia— han publicado que la falta de niveles adecuados en el cerebro de insulina y de los factores de crecimiento insulínico IGF —se trataría de una serie de péptidos, cadenas de aminoácidos que se parecen mucho estructuralmente a la insulina y que potencian la acción de la insulina, estimulan el crecimiento y regulan la proliferación celular— podría evitar que ciertas proteínas como la tau y la beta amiloide pudieran ser depuradas favoreciendo su acumulación en el cerebro. Estas proteínas forman las denominadas placas amiloides y los haces de fibras enredados que describió el doctor Alzheimer cuando hablaba del resultado de las autopsias que practicó a personas que padecían una extraña enfermedad y a la que él dio su propio nombre.

Dado el aumento significativo que se está produciendo en el mundo de enfermedades como la diabetes, el síndrome metabólico y la enfermedad de Alzheimer, sería bueno que tuviéramos en consideración cómo los alimentos y bebidas que ingerimos están afectando a la regulación de la insulina.

También la depresión se ha llegado a asociar con la resistencia a la insulina y con la aparición de un proceso inflamatorio en el cerebro asociado a dicha resistencia.

Cuando el páncreas tiene que producir una mayor cantidad de insulina para compensar por el aumento de la glucemia, debido a la resistencia a la insulina, llega un momento en que las células beta productoras de insulina se agotan. El estrés crónico, el sedentarismo y el uso habitual de corticoides favorecen a su vez la resistencia a la insulina.

El test HOMA —Homeostasic Model Assessment— se utiliza para evaluar si existe resistencia a la insulina. Se basa en la medición de la glicemia y la insulinemia —cifra de insulina en sangre— en un estado basal —ayuno—.

El estrés psicosocial y las grasas en el organismo

El estrés, sobre todo el crónico, aquel que se mantiene en el tiempo, se asocia con una liberación de gran cantidad de cortisol, que es una hormona producida y liberada por las glándulas suprarrenales. El efecto de este exceso de cortisol es muy curioso y tiene muchas implicaciones en la salud.

El cortisol tiene una función primordial y que es elevar los niveles de glucosa en la sangre como sea. Por eso favorece que el hígado produzca gran cantidad de glucosa a partir de elementos como los aminoácidos. Para ello, y si es necesario, se consumirán desde proteínas de la piel —colágeno— hasta proteínas de los músculos y los huesos para fabricar glucosa. Además, se produce una adicción a comer alimentos ricos en azúcares simples y que, también a ser posible, contengan sal. Es así como dejamos de comer alimentos saludables y nos atiborramos a aquellos que no lo son, tales como dulces, bollería y múltiples alimentos procesados —snacks—.

Tal cantidad de azúcar en la sangre no puede ser tolerada por el organismo y por eso el páncreas tiene que trabajar más para meter parte de esa glucosa en las células adiposas de la grasa abdominal. Estas se llenan de glucosa que transforman en grasa, llegando a un punto en el que no pueden más, con lo cual empieza a aparecer una resistencia a la insulina y un síndrome metabólico. Recordemos que esta liberación masiva de cortisol puede ser consecuencia exclusivamente de estrés psicosocial y no de tenerse que enfrentar el organismo a un peligro físico real.

Dieta adecuada para reducir la resistencia a la insulina y para prevenir infartos cerebrales, depresión o enfermedades degenerativas

Una vez vistos los problemas de la resistencia a la insulina, hemos de buscar la dieta que mejor proteja a nuestro organismo. Se trataría de un tipo de dieta que favoreciera tres cosas:

— Una reducción del estrés oxidativo que sabemos que se asocia al envejecimiento prematuro y al desarrollo de ciertas enfermedades, entre ellas las tumorales.
— Un buen funcionamiento del páncreas, evitando someterle a un exceso de trabajo.
— Una reducción de la inflamación causada por la resistencia a la insulina y que afecta fundamentalmente al corazón, a los vasos sanguíneos y al cerebro.

Hay tres formas de abordajes nutricionales que tienen este impacto positivo, si bien cada una con sus propias particularidades. La primera es la dieta mediterránea, la segunda es la dieta cetogénica y la tercera es el ayuno intermitente.

1. Dieta mediterránea (figura 6)

Es de muchos conocidos que las personas que viven en los países mediterráneos tienen una menor incidencia de infartos de miocardio y de infartos cerebrales. Además, este tipo de dieta tiene un impacto muy favorable en las depresiones y en los procesos degenerativos del sistema nervioso.

La parte más abundante de la dieta mediterránea está compuesta por vegetales, legumbres, frutas, nueces, aceite de oliva extra virgen, semillas y granos integrales que no son procesados y que se consumen diariamente.

A continuación están los pescados, mariscos, huevos de campo y aves, a ser posibles criadas en libertad, y que se consumen como poco dos veces a la semana.

Los productos derivados de la leche, la carne y sobre todo los dulces se consumen de forma moderada.

Se bebe agua y una cantidad prudente de vino —una o dos copas diarias—.

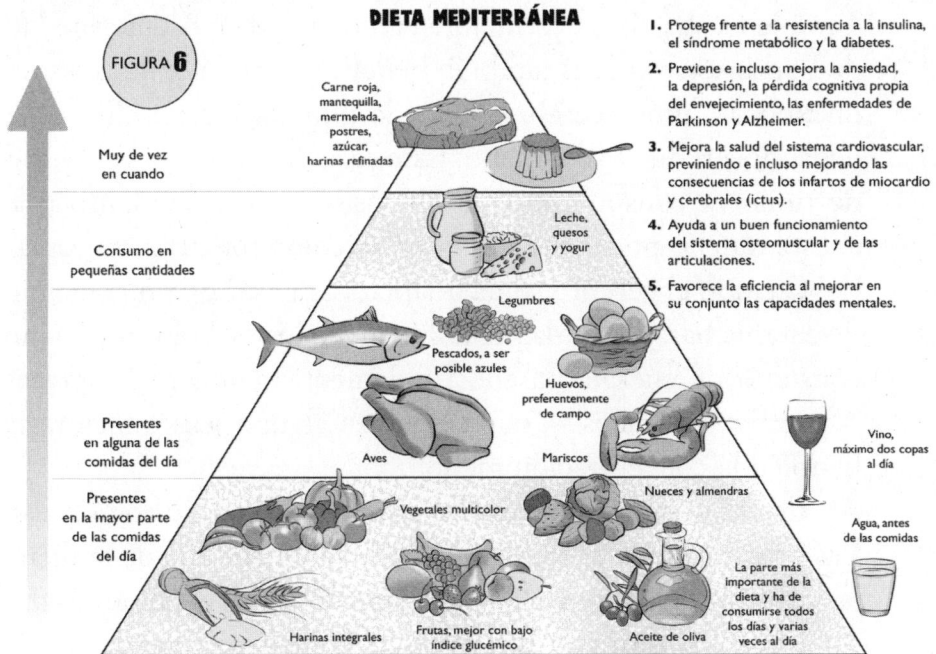

DIETA MEDITERRÁNEA

FIGURA **6**

Muy de vez en cuando

Consumo en pequeñas cantidades

Presentes en alguna de las comidas del día

Presentes en la mayor parte de las comidas del día

Carne roja, mantequilla, mermelada, postres, azúcar, harinas refinadas

Leche, quesos y yogur

Legumbres

Pescados, a ser posible azules

Huevos, preferentemente de campo

Aves

Mariscos

Nueces y almendras

Vegetales multicolor

Harinas integrales

Frutas, mejor con bajo índice glucémico

Aceite de oliva

La parte más importante de la dieta y ha de consumirse todos los días y varias veces al día

Vino, máximo dos copas al día

Agua, antes de las comidas

1. Protege frente a la resistencia a la insulina, el síndrome metabólico y la diabetes.

2. Previene e incluso mejora la ansiedad, la depresión, la pérdida cognitiva propia del envejecimiento, las enfermedades de Parkinson y Alzheimer.

3. Mejora la salud del sistema cardiovascular, previniendo e incluso mejorando las consecuencias de los infartos de miocardio y cerebrales (ictus).

4. Ayuda a un buen funcionamiento del sistema osteomuscular y de las articulaciones.

5. Favorece la eficiencia al mejorar en su conjunto las capacidades mentales.

2. Dieta cetogénica (figura 7)

Cuando no hay suficiente azúcar para mantener el metabolismo celular, el organismo utiliza los cuerpos cetónicos que
proceden de las grasas. De alguna manera, esta dieta convierte
al cuerpo en una máquina de quemar grasa.

Los cuerpos cetónicos se producen en el hígado a partir
de la grasa contenida en otras partes del cuerpo. La gran ven-
taja de esta dieta es que es muy efectiva tanto en el tratamiento de la resistencia a la insulina y del síndrome metabólico
como en el tratamiento de la diabetes. También es efectiva
para reducir la inflamación cerebral en personas con resistencia a la insulina y, tanto en estudios animales como en seres
humanos, se ha visto que se favorece la eliminación de las
proteínas que se acumulan en la enfermedad de Alzheimer.
También se ha visto que mejora la movilidad en la enfermedad
de Parkinson y que es también beneficiosa en la epilepsia y en
un tipo de tumor cerebral llamado glioblastoma multiforme,
llegando a reducir su tamaño. Esto sería debido a que este tipo
de tumores consume mucha glucosa en su crecimiento y le
cuesta mucho poder utilizar la grasa como fuente de energía.

Cuando el cerebro se ha adaptado a pasar de un consumo
de energía basado fundamentalmente en los carbohidratos a un
consumo de energía basado fundamentalmente en las grasas
—cuerpos cetónicos—, parece que en algunos casos mejoraría
también la concentración mental.

Este tipo de dieta es alta en grasas y baja en carbohidratos.
Las grasas forman aproximadamente el 70 por 100 de la dieta,
las proteínas el 20 por 100 y los carbohidratos el 10 por 100.

Los carbohidratos son de tipo complejo y proceden de
alimentos como los tomates, las cebollas, las espinacas, la coli-
flor, el brócoli, los espárragos, el repollo, las endivias, las beren-

DIETA CETOGÉNICA

FIGURA 7

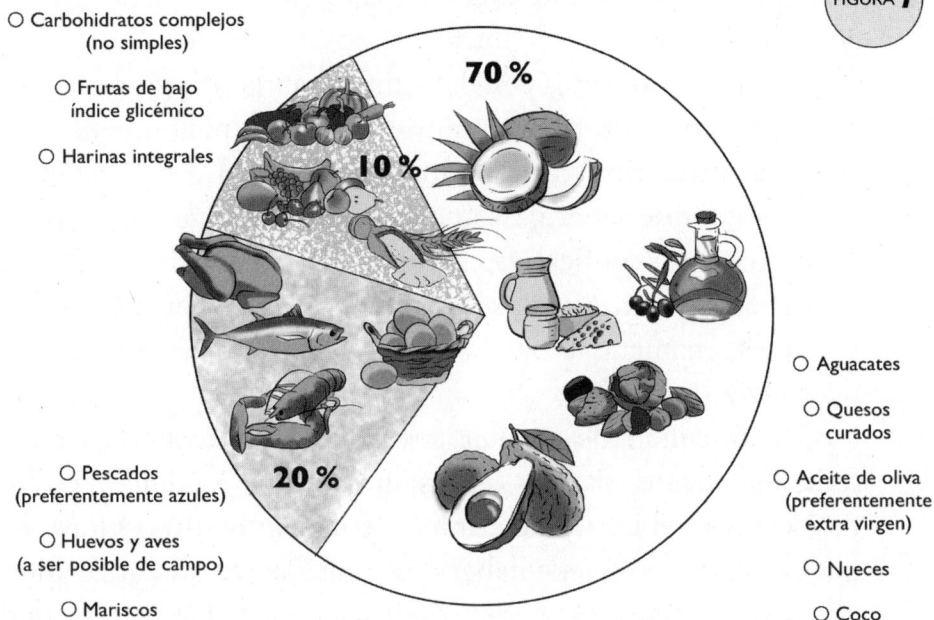

O Carbohidratos complejos
(no simples)

O Frutas de bajo
índice glicémico

O Harinas integrales

70 %

10 %

20 %

O Aguacates

O Quesos
curados

O Aceite de oliva
(preferentemente
extra virgen)

O Nueces

O Coco

O Pescados
(preferentemente azules)

O Huevos y aves
(a ser posible de campo)

O Mariscos

jenas, los pepinos, los pimientos, la lechuga y los frutos del bosque —fresas, arándanos, frambuesas—.

Se eliminan alimentos como el pan, la pasta, el arroz, las patatas, los dulces y aquellas frutas que tienen un alto índice glicémico.

Las grasas proceden fundamentalmente de los aguacates, el coco, el aceite de oliva extra virgen, el salmón, las sardinas, los boquerones, la caballa, el atún, el bonito, el pez espada y los mariscos, aunque puede también proceder parcialmente de fuentes animales —queso—.

Las proteínas proceden de los huevos, el pescado y la carne, sobre todo de pavo y de pollo de carnicería, no de fiambres procesados. La razón por la que el consumo de proteínas ha de ser bajo es porque de lo contrario estas se utilizarán para producir glucosa a través de una vía metabólica llamada neoglucogénesis.

La dieta cetogénica conviene introducirla progresivamente y de la mano de un médico nutricionista. Al inicio puede asociarse a algún tipo de molestia como cierto estreñimiento, fatiga o dolor de cabeza. Es una dieta que produce una pérdida de peso muy significativa, aunque su objetivo fundamental como hemos visto es evitar la resistencia a la insulina. En general, no es recomendable ni para personas con problemas hepáticos ni cardíacos.

La dificultad de reducir los hidratos de carbono, sobre todo los azúcares simples que están presentes en dulces, bollerías, ciertas bebidas y determinados alimentos procesados, es que el organismo puede haber desarrollado una auténtica adicción a los mismos. Esta adicción llega a ser incluso mayor que a la propia cocaína.

3. Ayuno intermitente

Este abordaje es de gran valor para revertir una resistencia a la insulina. Hay algo en el ayuno intermitente que no se puede explicar simplemente por la restricción calórica. Lo que se ha visto es que a igualdad de calorías en la dieta, la sensibilidad celular a la insulina mejora mucho más con el ayuno intermitente que sin él. Por eso el ayuno intermitente es un abordaje mejor que la simple restricción calórica cuando se quiere combatir o prevenir una resistencia a la insulina. Además, el ayuno intermitente favorece la secreción de la hormona de crecimiento, mejorando la masa muscular. Por si esto fuera poco, también mejora la memoria, probablemente por tener un impacto positivo en los hipocampos que, como ya hemos visto, son estructuras cerebrales esenciales en la memoria y el aprendizaje. No cabe duda de que los episodios de ayuno fuerzan al organismo a movilizar sus depósitos en la grasa intraabdominal para convertirla en el hígado en cuerpos cetónicos.

Se trata de ingerir alimentos solo durante ciertas horas del día. Por ejemplo, hay personas que ayunan durante dieciséis horas y solo ingieren alimentos en un periodo de ocho horas.

Un elemento clave en la alimentación ha de ser siempre la moderación a la hora de comer. Esto muchas veces va en contra de una serie de hábitos culturales que nos llevan a comer no hasta que estamos satisfechos y ya no tenemos hambre, sino hasta que nos sentimos llenos y pesados. Una forma de contrarrestar este hábito cuando decidimos comer menos usando, por ejemplo, platos más pequeños, es comer con atención plena o lo que también se conoce como *mindful eating*. Cuando así lo hacemos, comer resulta una experiencia mucho más agradable porque entre otras cosas captamos muchos más sabores. Además, el cuerpo nos avisa cuando hemos comido lo suficiente en lugar de ser las ansias por comer, generadas por la mente, las que hacen que comamos hasta el punto en el que ya no nos cabe nada más. Una ingesta menor combinada con atención plena favorece la salud y da una mayor satisfacción a la hora de comer.

UNA ESTRATEGIA

Es fundamental que cuando comas busques estar satisfecho, pero no lleno. Por eso es importante que comas despacio —ya que la «cabeza» va más rápida que el cuerpo— y que sea tu cuerpo el que te haga sentir que ya tienes que parar de comer. Si comes deprisa estás haciéndolo con ansia y cuando te des cuenta te sentirás incómodo y pesado.

Los elementos que has de evitar en la medida de tus posibilidades son los siguientes:

— Grasas parcialmente hidrogenadas porque son cancerígenas y aun así, en algunos lugares, se siguen vendiendo (hace unos meses estaba en Asia y sin fijarme en el envoltorio compré unas galletas con sabor a naranja. Después de comerme una se me ocurrió mirar la composición y vi que contenían grasas parcialmente hidrogenadas. Aquel paquete de galletas fue derecho al cubo de basura).

— Consumo elevado de azúcar, sobre todo si es refinado. El azúcar sobrecarga al páncreas, favorece la resistencia a la insulina y es el alimento favorito de las cándidas y de los firmicutes. Ambos son microorganismos que forman parte de la flora intestinal y que son perjudiciales para la salud. Nuestra adicción al azúcar lo que está reflejando es la adicción de estos microorganismos.

— En lo que se refiere a los edulcorantes hay una enorme controversia porque algunos de ellos se han asociado a ciertas patologías. Aquellos que contengan ciclamato no se han de consumir. La estevia es el edulcorante más natural y su denominación química es la de glucósido de esteviol. Hay varios tipos y el que normalmente se comercializa es el llamado rebaudósido A, y que se comercializa como edulcorante bajo la denominación E960. Dicho producto procede de una planta llamada *Stevia rebaudiana bertoni,* cuyo origen hay que encontrarlo en Sudamérica. Al no generar un aumento de glucosa en la sangre, es seguro de tomar por las personas diabéticas, aunque lo que no hace es bajar los niveles de azúcar en sangre. Aun así, no ha de consumirse más de 4 mg/kg de masa corporal (ya vimos anteriormente cómo se calculaba la masa corporal).

— La bollería industrial. Recuerdo un curso de nutrición que hice en la Universidad de Harvard en Boston en el que el profesor nos mostraba un tubo de ensayo lleno de una pasta blanquecina y de aspecto poco agradable. Nos dijo que era grasa saturada que la había obtenido de un cruasán industrial. Nunca olvidaré el efecto que nos causó a los asistentes.

— Hay que tener cuidado con el consumo excesivo de sal porque favorece la hipertensión arterial. Observa en los alimentos que compres si les han añadido sal para que tengan un sabor más agradable.

Entre los productos más recomendables para mantener y potenciar tu salud están:

— Los vegetales, sobre todo si se consumen crudos o al vapor.

— Los pescados azules de mar, sobre todo los pequeños, por su alta concentración en ácidos grasos poliinsaturados y porque reducen la inflamación corporal y la cerebral que está presente en cuadros como, por ejemplo, la depresión. Las nueces son también muy ricas en estos ácidos y por eso se recomienda tomar una media de tres diarias.

— La carne de pavo y la de pollo de corral son muy recomendables, sobre todo preparados a la plancha.

— Los huevos de gallina de campo son también ricos en nutrientes que el cuerpo necesita.

— El jamón ibérico es sin duda costoso, pero es un magnífico alimento porque el tocino está hecho de ácido
oleico, consecuencia de la ingesta de bellotas por los
cerdos.

Las dos comidas más importantes son el desayuno y el
almuerzo. La cena es, sin duda, muy satisfactoria cuando uno
llega cansado y hambriento a casa. Sin embargo, casi todo lo
que consumamos, salvo que sea a una hora relativamente temprana, sobrecargará a nuestro organismo, porque por la noche
las funciones digestivas se reducen.

Un entrenamiento

Cuando vayas a comer elige la mejor opción que puedas y
come sin sensación de culpa porque eso no te ayuda. Procura
que haya siempre vegetales en tu mesa, a ser posible multicolo-
res. A veces es muy difícil no beber agua en la comida y, sin
embargo, el agua reduce la concentración de ácido clorhídrico
y enzimas digestivas, haciendo más trabajoso el adecuado procesamiento de los alimentos. Por eso es importante que bebas
agua entre las comidas, para que no llegues a la mesa con demasiada sed. Recuerda la importancia de beber agua a lo largo del
día porque la sed es un pobre indicador de las necesidades
reales que tiene el organismo.

Come despacio, disfruta de la comida y para cuando estés
saciado, aunque no estés lleno. No olvides que el sobrepeso no
es bueno para ti. A medida que te notes más ágil y con más
energía, te será más fácil decir que no a muchas de las tentaciones gastronómicas que encontrarás a lo largo del día.

UN RECONOCIMIENTO

En la casilla de tu manual de entrenamiento en la que pone «Cuido lo que como y lo que bebo para estar cada día mejor» pon un *tick* (✓) cada vez que hayas dejado de comer cuando estés satisfecho, aunque todavía no estés lleno. Cuando hayas acumulado catorce, ten un gesto de reconocimiento y celebración. Recuerda que el cuidado de tu IMC es muy importante para que disfrutes de algo tan relevante como es una buena salud.

3
EL CUERPO Y EL RITMO CIRCADIANO

Si quieres estar mejor, pon un poco más de sol en tu vida.

UNA HISTORIA PERSONAL

Hace muchos años, cuando yo era un estudiante de quinto de Medicina, obtuve una beca durante el verano para incorporarme al Hospital Central de Laponia que estaba situado en Oulu, Finlandia.

Finlandia es un país precioso lleno de bosques y de lagos. Oulu, situado muy al norte, dentro de lo que se conoce como el círculo polar ártico, tenía un hospital bastante grande. Muchas de las personas que trabajaban allí se movían por dentro del hospital con bicicletas y pequeños coches eléctricos. No es sorprendente si tenemos en cuenta que tiene treinta kilómetros de pasillos.

En aquel lugar conocí a otros estudiantes de Medicina que procedían de distintos lugares de Europa. Uno de aquellos compañeros míos se llamaba Hubertus y era de Suecia. Todos nos llevábamos excepcionalmente bien y estábamos disfrutando mucho de nuestra estancia en Oulu. Teníamos muchos amigos, hacíamos excursiones, tomábamos saunas, nos bañábamos en lagos paradisíacos y, encima, aprendíamos medicina.

Yo me consideraba un hombre plenamente feliz hasta que, avanzado el verano, algo raro me empezó a ocurrir. Era como si me invadiera una extraña tristeza. Por más y más vueltas que le daba no conseguía averiguar cuál era la causa de un cambio tan radical en mi estado de ánimo.

Un día se lo comenté a Hubertus, no sospechando en absoluto que él tendría la respuesta a mi enigma. ¡Claro, Hubertus era sueco y sabía lo que estaba pasando!

—Mario —me dijo—, lo que estás experimentando es la consecuencia del cambio de luz que se empieza a producir en esta época del año y que nos afecta mucho a los que vivimos en los países escandinavos. Tú no eres consciente de ello, pero tu cerebro sí.

Yo me quedé perplejo porque jamás hubiera imaginado que el sol, la luz del sol, pudiera tener tantísimo efecto en un ser humano. Por supuesto que sabía que gran parte de la incidencia de depresiones y suicidios en los países escandinavos se atribuye a la falta de luz solar; sin embargo, una cosa es saberlo y otra muy distinta, experimentarlo.

Un momento de inspiración

Uno de los campos más fascinantes que hay en biología es la cronobiología, ciencia que se dedica a estudiar los ritmos biológicos en los seres vivos. El doctor Franz Halberg, de origen rumano, trabajó durante muchos años en la Universidad de Minnesota. Sus investigaciones se orientaron a explorar las fluctuaciones horarias que experimentaban ciertos factores como podían ser la frecuencia cardíaca, la tensión arterial o el metabolismo. Haciendo su estudio sobre todo en ratones descubrió que todos estos factores variaban siguiendo un patrón de aproximadamente veinticuatro horas.

Se denomina ritmo circadiano —*circa* significa en latín «alrededor» y *dies,* del «día»— a un ciclo regular que se va repitiendo cada veinticuatro horas y que está marcado por un centro situado en el hipotálamo en la base del cerebro que se denomina núcleo supraquiasmático (NSQ) (figura 8, véase página siguiente). Este ciclo tiene una asombrosa conexión con el periodo sueño-vigilia y su importancia es extraordinaria, ya que responde a la luz y a la oscuridad, y durante las distintas fases del mismo se activan y desactivan ciertos genes llamados genes cronobiológicos o genes reloj.

Fue precisamente el doctor Halberg el que utilizó por primera vez en 1959 el término ritmo circadiano para describir estas múltiples variaciones fisiológicas que siguen la evolución de la luz solar a lo largo de veinticuatro horas.

Nuestro reloj biológico se comporta también de forma diferente con las distintas estaciones y, como todos conocemos, hay cambios de estación que tienen un importante impacto en el estado de ánimo al afectar en gran medida a la producción de neurotransmisores y de hormonas. El otoño es una de las épocas en las que esto es más notorio. De alguna manera, el reloj biológico, aunque esté determinado genéticamente, nos conecta íntimamente con el entorno en el que vivimos.

Si bien el núcleo supraquiasmático del hipotálamo es considerado como el reloj maestro, también hay otros relojes situados en las células de los distintos tejidos y que se denominan osciladores periféricos. Para que las células funcionen bien, ambos tipos de relojes, el central y los osciladores periféricos, han de estar sincronizados.

La destrucción del núcleo supraquiasmático del hipotálamo interrumpe por completo el ritmo circadiano. Las células

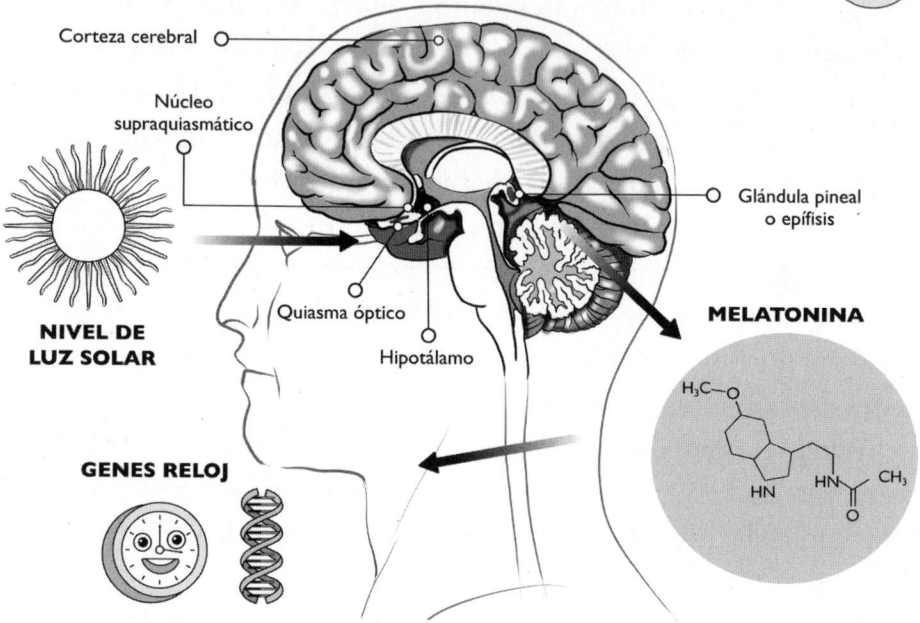

RITMO CIRCADIANO

FIGURA 8

Corteza cerebral

Núcleo
supraquiasmático

Glándula pineal
o epífisis

NIVEL DE
LUZ SOLAR

Quiasma óptico

Hipotálamo

MELATONINA

GENES RELOJ

de los distintos tejidos, al no recibir información del reloj maestro, no activan sus propios genes reloj de una forma adecuada. Las neuronas de este núcleo hipotalámico reciben información a través de la retina, que es la que capta la cantidad de luz existente y la transmite a través del nervio óptico al hipotálamo. A su vez, el núcleo supraquiasmático envía información a la epífisis, que es una glándula situada en la parte posterior del cerebro para que esta libere más o menos melatonina dependiendo del momento del día en el que estemos. La melatonina es una hormona de excepcional importancia que se segrega en el momento en el que hemos de dormir.

Aquellos genes que responden a nuestro reloj interno se denominan, como ya hemos comentado, genes reloj. Algunos han de activarse por la noche y otros por el día. Los genes reloj nocturnos son el Per1, Per2 y Per3. Algunos de los genes reloj diurnos se denominan Clock y Bmal1.

Hay estudios epidemiológicos que apuntan a que existe una relación entre la falta de expresión de los genes Per1 y Per2 y el desarrollo de tumores. Parece ser que este tipo de genes son supresores de tumores. La razón es que de alguna manera controlan la proliferación celular. Cuando el nivel de activación de estos genes es insuficiente, las células adquirirían la capacidad proliferativa que corresponde no a células normales, sino a células tumorales. No hay que olvidar que los genes reloj se encuentran en los distintos tejidos, y el hecho de que se activen o no tiene un impacto en las funciones biológicas del organismo. Por todo ello, dormir poco, menos de siete horas, no es una buena decisión, sobre todo si esto se extiende a lo largo de muchos años. Además, la falta de sueño favorece que se suba de peso, se incremente la resistencia a la insulina, favoreciendo la diabetes tipo 2, y aumente los marcadores de la inflamación. Se considera que la subida de peso que ocurre cuando se duerme poco se debe a que el cerebro, con la falta de sueño, se vuelve menos sensible al efecto de la leptina. Esta es una hormona que segregan las células adiposas, las células grasas para reducir el apetito. Por todo ello, dormir un número adecuado de horas tiene incluso más importancia que seguir un programa de nutrición y ejercicio adecuado.

Uno de los efectos más negativos de la deprivación de sueño tiene lugar en el sistema inmune, produciéndose una disminución en la actividad del mismo.

Hoy se consideran las drogas, el alcohol, la utilización del móvil y la velocidad excesiva como el cuarteto de la muerte cuando se habla de la conducción. Creo que habría que añadir un elemento más y es la falta de sueño.

Es importante recordar que la hormona melatonina empieza a segregarse a las nueve de la noche, alcanzando su pico entre las once y las tres de la madrugada. La melatonina no solo induce el sueño, sino que, además, activa los genes Per1, Per2 y Per3 que ya hemos visto lo importantes que son para que el cuerpo no desarrolle tumores. Es necesario recordar que los ordenadores, los móviles y las *tablets* pueden interferir con dicha secreción de melatonina cuando los estamos usando antes de dormir. La gran cantidad de luz azul que emiten estos aparatos engaña al núcleo supraquiasmático, haciéndole creer que es de día y por eso bloquea la producción de melatonina.

En la era de la tecnología digital debemos tener especialmente presente esto. El cerebro necesita un tiempo de alejamiento de la luz para poner en marcha la producción de melatonina. La melatonina, además, reduce la inflamación corporal.

Cuando, además, cenamos muy tarde e ingerimos muchas grasas, el tubo digestivo, que también sabe a las horas correctas a las que hay que comer, se tiene que poner en marcha cuando su reloj biológico le dice que tendría que descansar. Esto también favorece los desequilibrios fisiológicos.

España es un país conocido, entre otras cosas, por las bondades de su dieta mediterránea y la extraordinaria calidad de su cocina, considerada referencia a nivel mundial. Sin embargo, la forma de comer es la que más entra en conflicto con nuestros relojes biológicos y, todo lo que va en contra de la biología, puede tener un efecto perjudicial.

UNA ESTRATEGIA

Si valoramos nuestros relojes biológicos, hemos de tenerles presentes a lo largo del día y por eso hay una serie de pautas que favorecen no solo que nos alineemos con ellos, sino que también se alinee el reloj maestro y los relojes periféricos situados en los tejidos. No siempre vamos a poder aplicar esta estrategia como nos gustaría, pero puede ser muy útil tenerla presente.

UN ENTRENAMIENTO

— Procura no irte a dormir después de las diez y media de la noche.
— No es conveniente que utilices dispositivos electrónicos dos horas antes de irte a dormir.
— La cena no ha de ser especialmente abundante porque durante el sueño el aparato digestivo ha de descansar.
— Por la mañana, una caminata de veinte minutos antes de desayunar te activa el metabolismo celular y está especialmente indicada en diabéticos porque afecta de manera positiva tanto al metabolismo de la glucosa como al de las grasas.
— Es conveniente que busques la manera de tomar quince minutos al día de sol. No solo es necesario para la salud de tus huesos gracias a la conversión de la vitamina D2 en vitamina D3. Además, y como hemos visto, es un magnífico antidepresivo.
— La comida ideal es a mediodía, porque se gana menos peso que si se come tarde. De alguna manera, debido al propio ritmo circadiano, el metabolismo es menos activo a medida que se avanza a lo largo del día. Recordemos que el sobrepeso no es solo un elemento de riesgo para la salud, sino que, además, sobrecarga las articulaciones. Las personas que tenemos la capacidad de poder movernos y andar no somos conscientes de la suerte que

tenemos. Si las articulaciones sufren y se inflaman, no solo se convierten en una fuente de dolor, sino también de limitación en nuestras vidas. Hoy, que la expectativa de vida no para de aumentar, cuidar de nuestras articulaciones es algo que tenemos que tener muy en cuenta.

Un reconocimiento

En la casilla de tu manual de entrenamiento en la que pone «Sincronizándome con mi reloj biológico» pon un *tick* (✓) cada vez que hayas seguido cualquiera de las pautas que he descrito en el apartado anterior. Cuando hayas conseguido acumular veinte, ten un gesto de reconocimiento hacia ti, algo sencillo, pero que sirva de refuerzo a tu voluntad y compromiso por superarte.

4
Donde la materia y la energía confluyen

Nuestro cuerpo sutil.

Una historia por lo menos sorprendente

Todos sabemos que hay sonidos que no podemos captar y que, sin embargo, otros animales sí que pueden. Los perros, por ejemplo, oyen los ultrasonidos y nosotros no. Las abejas van a las flores que las atraen con su luz ultravioleta. Los seres humanos no somos capaces de ver ni las ondas de radio ni elementos microscópicos y, sin embargo, están ahí y sabemos que están porque cuando aplicamos una determinada tecnología —como pueden ser un microscopio o un aparato de radio— entonces sí que podemos detectarlos.

Para mí no tenía ningún sentido que a una amiga mía, cuando estaba en China, dos personas —una masajista y un médico chinos— simplemente tocando sus pies hubieran podido averiguar que le dolía mucho el estómago. No es que se lo comunicaran con palabras, ya que mi amiga no sabía nada de chino y ellos no hablaban inglés. Es que ambos, en dos ciudades independientes y en días sucesivos, hicieron un gesto claro después de tocarle los pies. Este gesto, indudablemente, significaba que eran conscientes de que ella debía estar padeciendo un gran dolor de estómago.

La masajista no se quería ir de la habitación después de haberle dado el masaje. Mi amiga llamó a recepción y, hablando en inglés, le preguntó al empleado del hotel la razón por la que la masajista se había sentado en una silla y se resistía a marcharse como si esperara algo. El empleado le dijo que le pasara con la masajista y esta, hablando en chino, le dijo algo con gran excitación a su interlocutor. Después ella le pasó el teléfono a mi amiga. Aquel empleado del hotel, ahora hablando en inglés, le explicó que la masajista le había dicho que podía hacer mucho para reducirle su dolor de estómago. A mi amiga le entraron escalofríos porque no había hablado nada con la masajista y esta solo le había tocado los pies.

Al día siguiente, mi amiga viajaba en avión a otra ciudad de China para hacer una compra masiva de vajillas, ya que ella era la jefa de compras de una empresa que obsequiaba vajillas a sus numerosos clientes. En una calle la pobre tropezó y se torció un tobillo. Con mucha ayuda, porque apenas podía andar, la llevaron a un médico experto en medicina tradicional china y que tampoco hablaba absolutamente nada de inglés. Aquel médico observó el tobillo, le empezó a dar un masaje en la zona afectada y, de repente, levantó la cabeza, miró a mi amiga, colocó una mano en el estómago y puso en su cara una expresión de profundo dolor. Mi amiga casi salió de allí corriendo. La verdad es que con el masaje se le bajó la inflamación y se le quitó por completo el dolor. Lo que nunca desaparecerá es el recuerdo que tiene de aquellos hechos tan insólitos.

Nosotros, los médicos occidentales, cuando tomamos el pulso, lo tomamos en la arteria radial de la muñeca derecha o de la muñeca izquierda. Sin duda, con esta maniobra podemos obtener información de la frecuencia, de la amplitud de la onda de pulso, de si es rítmico o no, pero francamente no mucho más. En medicina tradicional china y en medicina tradicional tibetana se captan tres ondas de pulso diferentes en cada muñeca, un total de seis. Curiosamente, a través de esta medición del pulso, ellos pueden saber qué órganos del cuerpo están enfermos.

Cuando empecé a interesarme por este tema, aprendí varias cosas curiosas. La primera es que hay unos canales invisibles por los que circula el Qi, la fuerza vital, y que se llaman meridianos. Hay un total de doce. Estos canales pasan por los distintos órganos del cuerpo y están conectados entre sí.

Lo segundo que aprendí es que cuando hay una obstrucción al flujo natural del Qi, aparece la enfermedad; y lo tercero de lo que me enteré es que hay una serie de productos naturales y también de ejercicios físicos que favorecen que vuelva a la normalidad ese flujo de Qi.

En la medicina tradicional china y en la medicina tradicional tibetana, tomando el pulso en el lado derecho se obtiene información de tres de estos meridianos y tomando el pulso en el lado izquierdo se obtiene información de otros tres meridianos y de la salud de los órganos correspondientes. Ahora entiendo un poco mejor la experiencia tan asombrosa de mi amiga. El meridiano del estómago se extiende hasta los pies. Aquella masajista y aquel médico fueron capaces de saber que mi amiga padecía del estómago porque en el pie captaron la alteración del flujo de energía del meridiano que pasa por el estómago. ¡Qué fascinante saber que existen estos niveles secretos de la realidad!

UN MOMENTO DE INSPIRACIÓN

Hay cosas que no vemos y que existen. Ser tan arrogantes como para pensar que eso que se oculta a nuestros sentidos no tiene realidad es como pretender negar que los murciélagos, que son prácticamente ciegos, se puedan orientar con precisión en sus sorprendentes vuelos acrobáticos. Hoy sabemos que se orientan gracias a los ultrasonidos que emiten.

Nos falta sabiduría y nos sobra arrogancia. Ya no hemos de hablar de medicina alternativa como si hubiera que buscar la ayuda de curanderos cuando la «medicina seria», la medicina alopática falla. Hoy tenemos que hablar de una medicina complementaria y que en algunas dolencias es mucho más eficaz que la medicina occidental.

Yo hace tiempo que practico qi gong —que se pronuncia «chi kung» en pinyin— y noto sus efectos. Al qi gong también se le llama el yoga taoísta. Todas estas disciplinas —el qi gong, el yoga, el taichí— son capaces de ayudarnos a estar más sanos porque interactúan con los canales del Qi, favoreciendo que este circule con normalidad y no quede bloqueado.

Hay estudios que, por ejemplo, muestran que la práctica del yoga tiene un marcado impacto positivo en la estructura del cerebro. Desde hace tiempo se conoce que su práctica mejora la salud cardiovascular, reduciendo la hipertensión arterial y el equilibrio emocional, bajando los niveles de ansiedad. Los cambios que se han visto que ocurren en el cerebro utilizando EEG —electroencefalografía— han mostrado un aumento de actividad de aquellas áreas del hemisferio izquierdo que tienen una mayor conexión con los sentimientos positivos. Además, favorece la neuroplasticidad sobre todo en áreas prefrontales del cerebro, reduciendo el deterioro de las funciones cognitivas que ocurre cuando envejecemos. A todos nos impresiona cuando vemos a una persona de avanzada edad y que, sin embargo, tiene una «cabeza perfecta». Es como si su cerebro estuviera envejeciendo y deteriorándose menos que el resto. De hecho es así. Por eso tanto el ejercicio físico como la nutrición adecuada o la práctica de disciplinas como el yoga o el qi gong pueden aportar tantos beneficios en nuestro cerebro y en nuestra vida.

Hay una región del cerebro denominada ínsula de Reil que es como el puente que conecta el intelecto con el cuerpo. Muchas personas, sobre todo cuando han padecido traumas emocionales importantes, han desconectado parcialmente con determinadas partes de su cuerpo. Esto tiene importantes consecuencias fisiológicas y emocionales. Prácticas como la meditación y el yoga —que incluye la práctica meditativa— se ha visto que aumentan el grosor de la ínsula de Reil, favoreciendo así la reconexión entre razón y corporalidad. Es por esto por lo que el yoga se utiliza con gran éxito como parte del tratamiento de traumas emocionales.

Respecto del impacto del *mindfulness* en el organismo y más específicamente sobre los cambios que produce en el cerebro, no comentaré nada en este libro, al haber escrito uno anterior, *¡Tómate un respiro! Mindfulness, el arte de mantener la calma en medio de la tempestad* que está enteramente dedicado a ello.

UNA ESTRATEGIA

Te recomiendo encarecidamente que te abras a la posibilidad, si no eres ya practicante de alguna de estas disciplinas, de que cualquiera de estas disciplinas pueden añadir un gran valor a tu vida. A mí el taichí no me acaba de enganchar, pero el qi gong sí y mucho. También he hecho alguna práctica de yoga, y ha sido muy satisfactoria, a pesar de que no tengo una gran flexibilidad. Lo ideal por supuesto es contar con la ayuda inestimable de un maestro competente. Sin embargo, puedes iniciarte de forma más sencilla buscando algún vídeo o leyendo inicialmente algún libro que tenga buenas imágenes. A medida que vayas cogiéndole el gusto, tu interés aumentará.

Un entrenamiento

Si eres un practicante habitual de cualquiera de estas disciplinas, ya sabes lo beneficiosas que son. Si no las has practicado nunca, empieza con cinco o diez minutos por la mañana y en poco tiempo, tal vez unas semanas, empezarás a notar algo sutil. Si esto, además, lo acompañas con una música que sea suave y de tu agrado, te será todavía más atractiva su práctica.

Un reconocimiento

En tu manual de entrenamiento y en la casilla donde pone «Haciendo fluir mi Qi» pon un *tick* (✓) cada vez que hayas practicado al menos durante cinco minutos cualquiera de estas disciplinas. Cuando hayas conseguido acumular catorce, ten un gesto de reconocimiento hacia ti, algo sencillo, pero que sirva de refuerzo a tu voluntad y compromiso por superarte. Cuando consigas superar la inercia y tengas lo que se denomina *momentum*, ya verás cómo te supone mucho menos esfuerzo seguir practicando cada día.

5
SABER ENVEJECER CON JUVENTUD

Aprendizajes de una sorprendente cultura.

UNA HISTORIA APASIONANTE

Visité Japón en una ocasión y la verdad es que volví fascinado. Sin embargo, pude comprobar la gran diferencia que se aprecia entre algunas ciudades como pueden ser Tokio y Kioto. La primera, con sus más de treinta y siete millones de habitantes, es una ciudad extremadamente bulliciosa donde muchas personas parece que solo viven para trabajar. Morir por exceso de trabajo tiene incluso un nombre, que es el de karoshi. Se trata de un infarto de miocardio asociado a muerte y que puede darse en personas jóvenes sin patología cardíaca previa.

En Kioto se respira algo muy diferente. La ciudad de los templos transmite paz y serenidad. Sin embargo, el sitio más interesante de Japón en lo que a longevidad concierne, tal vez sea Ogimi, en la isla de Okinawa. En este lugar tan especial hay muchas personas de más de noventa años e incluso de más de cien, que no solo llevan una vida razonablemente activa, sino que, además, expresan una gran alegría vital. Poblaciones muy longevas se han encontrado también en Costa Rica, Baja California y Cerdeña.

¿Qué es lo que hace que los habitantes de Ogimi envejezcan de semejante manera, transmitan tanta alegría y vitalidad? ¿Podemos aplicar algunos aprendizajes de lo que ocurre en Ogimi a nuestras bulliciosas vidas en la ciudad?

UN MOMENTO DE INSPIRACIÓN

No cabe duda de que Tokio es una ciudad extraordinariamente atractiva para los sentidos. Puedes pasarte horas embelesado mirando los edificios, los letreros luminosos, las tiendas llenas de artículos tecnológicos de última generación y, sin embargo, parece como si tanta algarabía nos privara de esos momentos tan importantes de silencio y reflexión. Uno tiene que irse a un parque para encontrar en medio de la naturaleza la llamada de algo más profundo, de una dimensión de nuestra vida que quisiera emerger pero que no lo consigue al estar nosotros tan distraídos viviendo entre pantallas y otros múltiples elementos que atraen casi irresistiblemente nuestra atención.

Los habitantes de Ogimi atribuyen su salud, su longevidad y su alegría vital a una serie de elementos muy concretos:

— Todos ellos hacen ejercicio físico. Algunos practican un entrenamiento llamado taisho. Todos se mueven, bailan y muchos se dedican a cuidar de sus huertos.
— Comen de todo, principalmente vegetales y pescado, pero sin hartarse.
— El sentido de comunidad es para ellos muy importante. Tienen amigos de verdad con los que se ríen cuando están contentos y que les acompañan cuando están tristes.

— Disfrutan de la vida y están agradecidos a ella. Por eso la expresión de su cara es alegre, a pesar de que muchos de ellos saben que no les quedan tantos años de vida.

— Saben que tienen que vivir cada día como si fuera el último, porque como nos podemos imaginar una persona de noventa y siete años no sabe si celebrará o no su próximo aniversario.

UNA ESTRATEGIA

La ciudad tiene cosas extraordinarias. El bullicio no tiene nada de malo en sí, siempre que también cuidemos nuestro cuerpo y cultivemos la vida interior.

Cultivar la vida interior es posible y es necesario. Se cuida del cuerpo cuando uno no come hasta hartarse y no lo machaca con alimentos basura, de la misma manera que no metería gasolina adulterada en su preciado coche o su querida moto. Se cuida, además, el cuerpo, como ya hemos visto anteriormente, cuando uno dedica treinta minutos al día a moverse. No importa si tan solo es caminar, pero al menos camina diez minutos tres veces al día.

Se cuida la vida interior cuando uno va por la calle con una sonrisa, aunque algunos piensen que si alguien sonríe con los problemas a los que se enfrenta el mundo es o porque no se ha enterado de lo mal que está todo, o porque es un optimista compulsivo, o, simplemente, porque ha fumado o bebido algo extraño. Se cuida la vida interior cuando uno se reúne con sus amigos y siente el calor del verdadero encuentro.

Todo esto es compatible con la vida en una bulliciosa ciudad. Con lo que no es compatible es con un descuidar sistemáticamente nuestro cuerpo o con una cabeza tan bulliciosa que no se para a reflexionar acerca de aquello que de verdad importa, hasta que tal vez ya resulta un poco tarde.

Un entrenamiento

— Hoy, cuando salgas a la calle, asegúrate de llevar tu sonrisa puesta y, si algo la borra, vuelve a dibujarla.
— Decide que vas a moverte más, pasea con un ritmo ágil que permita una discreta aceleración de la respiración y de la frecuencia cardíaca.
— Cuando comas, come con el cuerpo y no con la mente. Usa platos más pequeños y no digas «basta» cuando estés tan harto que ya no puedas más. Comer en exceso es dañino para la salud.
— Encuentra momentos para hablar con los demás. No te limites a usar *e-mails*.

A Vivek Murthy, el cirujano general designado por el presidente Barack Obama, le preguntaron en una ocasión acerca de cuál era la enfermedad más importante en los Estados Unidos. Se suponía que ante tal pregunta, el doctor Murthy iba a hablar de problemas como la obesidad, la diabetes, la patología cardiovascular o el cáncer. Pues no, el cirujano general contestó que el principal problema médico al que se enfrentaban los norteamericanos era la soledad. Sí, la soledad no elegida favorece tanto la enfermedad como la muerte. Es causa de ansiedad y depresión, debilita el sistema inmune y favorece entre otras la patología cardiovascular. Hay muchas personas en las ciudades, en los pueblos, en las casas, en las empresas que tal vez no estén solas, pero que sí se sienten muy solas.

Nuestra adicción enfermiza a las tecnologías está dañando la relación directa con los demás. En lugar de decirle algo a alguien que está a cinco metros de nosotros, le mandamos un *e-mail*. Por eso es tan importante tener conversaciones sencillas y afables con los demás en las que nos interesemos de verdad por su bienestar y permitamos que ellos también se interesen por el nuestro. Una sociedad deshumanizada no puede ni ser feliz ni tan siquiera experimentar un verdadero progreso.

UN RECONOCIMIENTO

En la casilla de tu manual de entrenamiento en la que pone «Hago lo necesario para tener una vida longeva y feliz» pon un *tick* (✓) cada vez que:

— Hayas caminado durante treinta minutos al día (puedes dividirlo en tres periodos de diez minutos).
— Hayas desayunado, comido o cenado sin hartarte.
— Te hayas acordado de salir de tu casa con una sonrisa o de volverla a dibujar cuando se te haya borrado.
— Hayas dedicado al menos unos minutos al día para tener una conversación con tus familiares, amigos, clientes o compañeros en los que te intereses por sus sentimientos, por sus necesidades y sus desafíos. Lo único que se te pide es que escuches con verdadero interés cuando te hablen.

Cuando hayas conseguido acumular veinte *ticks,* ten un gesto de reconocimiento hacia ti, algo sencillo, pero que sirva de refuerzo a tu voluntad y compromiso por superarte. Cuando consigas superar la inercia y tengas lo que se denomina *momentum,* ya verás cómo te supone mucho menos esfuerzo seguir practicando cada día. Empezarás a notar sorprendentes cambios y mejoras en tu vida, tanto físicas como mentales, emocionales y espirituales. Al fin y al cabo, todas las dimensiones de nuestra vida están conectadas.

No se trata de que te creas nada, sino de que lo verifiques a través del entrenamiento y cuanto más entrenes mejor.

TRES SUPERPODERES PARA POTENCIAR TU BIENESTAR

El bienestar tiene que ver con qué tan a gusto estamos con nuestra vida. No solo refleja el nivel objetivo de rendimiento, prosperidad material y reconocimiento social del que disfrutamos, sino también el cómo nos sentimos por dentro.

6
RETOMA EL LIDERAZGO
DE TU VIDA

La importancia de encontrar un para qué.

UNA HISTORIA BASTANTE COMÚN

Juan se ha levantado por la mañana sin ninguna ilusión. Le invade cierta sensación de incomodidad y de desasosiego que no es fácil de sobrellevar. No entiende muy bien la razón de ese sentir, de por qué si ayer se acostó contento, hoy se levanta así. «¡Qué le vamos a hacer, esto es lo que hay!». Juan se acaba de resignar ante algo que no le gusta, pero que no sabe cómo cambiar.

Todos somos en algunos momentos del día, o al menos de ciertos días, ese Juan o esa Juana que se conforman ante lo que parece que está más allá de su capacidad de control. La sensación de desánimo ante lo que es difícil y que no nos parece posible cambiar puede instalarse en nuestra vida como algo frente a lo que parece caber tan solo una respuesta: la resignación. ¿Y si esto no fuera así y tuviéramos otras opciones que no las tenemos en cuenta porque simplemente no las vemos?

Un momento de inspiración

Es ilusorio pensar que podemos cambiar de manera directa nuestros sentimientos simplemente porque así nos lo propongamos. Los sentimientos sí se pueden cambiar, pero de forma indirecta, y este cambio tarda un tiempo en manifestarse. Si sabes esto, entonces conocerás mejor a tu oponente y sabrás cómo vencerle.

Te pondré un ejemplo de las artes marciales. Yo practiqué artes marciales durante bastantes años y, aunque eso no me convierte para nada en un experto, sí me ha permitido obtener valiosos aprendizajes. Siempre me llamó mucho la atención el aikido, un arte marcial que aprovecha el ataque del oponente para desplazarse a un lado y, utilizando su propia energía, derribarle. Esta manera de moverse de forma circular y no lineal durante el contraataque es de una sorprendente eficacia. Por eso te propongo que no te enfrentes de una forma directa y lineal a esos sentimientos perturbadores, sino que lo hagas de forma circular como ahora te indicaré.

Una estrategia

Cuando te sientas invadido por sentimientos como la frustración, la desesperanza, la sensación de impotencia o la ansiedad, valora seguir los siguientes pasos:

— Acepta esos sentimientos como un simple punto de partida. Están ahí te gusten o no. Pretender negarlo, enfrentarse a ello o buscar culpables es simplemente absurdo y se te va a ir toda la energía en ello. Recuerda que lo que se resiste, persiste. A ti te hubiera gustado sentirte de otra manera, pero sencillamente te sientes como te sientes, te sientes así. A lo mejor yo preferiría estar ahora en otra ciudad diferente a esta en la que estoy, pero estoy donde estoy y punto. No te imaginas la cantidad de energía que se pierde y la manera en la que se incrementa la frustración cuando uno quiere resistirse a lo que es.

— No te empeñes en «devanarte los sesos» dándole vueltas a la pregunta por qué me siento así. Vas a perder el tiempo si lo haces. Muchos de estos sentimientos son la expresión de dinámicas inconscientes que se forjaron durante la infancia y que no vas a sacar a la luz por más que le des vueltas.

— Hazte otra pregunta: ¿para qué me siento así? Esta es una cuestión completamente distinta, ya que estás buscando en esa experiencia afectiva, por incómoda que sea, un propósito, un sentido. Obligas así a tu mente a operar de una manera diferente porque estás enfocando tu atención también de una manera distinta. Date un tiempo para que la pregunta vaya calando dentro de ti. Si mantienes tu atención en la pregunta no te sorprendas si descubres que, cuando le encuentres el sentido, también habrás encontrado una respuesta a la misma. La mente humana tiene distintos modos de operar y estamos buscando aquellos que más nos benefician.

Decía Pítaco de Mitilene, uno de los siete sabios de Grecia, que «la oportunidad es una puerta a infinitas posibilidades». Una buena pregunta es también la oportunidad de ver algo desde un nuevo punto de vista. Cuando uno cambia el punto desde el que mira, también cambia aquello que ve.

Un entrenamiento

Lo que buscamos es que empieces a percibir lo que hasta ahora vivías como un problema como una oportunidad para entrenarte en una determinada habilidad. Hasta que tú no actúes y lo pongas en práctica, no lograrás que se vaya integrando dentro de ti.

En la vida lo más importante no es tanto lo que sabes como lo que sabes hacer. Lo que sabemos hacer es lo que nos capacita para hacer algo que pueda mejorar nuestra vida y la de los demás.

Un reconocimiento

En tu manual de entrenamiento y en la casilla donde pone «Retomando el liderazgo de mi vida» pon un *tick* (✓) cada vez que hayas puesto en marcha la estrategia que acabamos de ver. Cuando hayas conseguido acumular veinte, ten un gesto de reconocimiento hacia ti, algo sencillo, pero que sirva de refuerzo a tu voluntad y compromiso por superarte.

7
¿POR QUÉ HUNDIRSE CUANDO UNO PUEDE MANTENERSE A FLOTE E INCLUSO VOLAR?

Si te sientes hundido o quemado, primero renuévate
y después descubrirás lo que es rendir de verdad.

UNA HISTORIA DE TRANSFORMACIÓN

Tenía diecisiete años cuando entré en la Facultad de Medicina. Para mí se abría la puerta a un mundo nuevo y prácticamente desconocido. No había ningún médico en la familia y lo único que sabía acerca de la medicina era lo que conocen la mayor parte de las personas. Sin embargo, junto a la ilusión de quien puede hacer aquello que responde a una clara llamada, se unía una gran preocupación.

El primer año de la carrera era selectivo y se estudiaban cuatro asignaturas: Física, Biología, Química y Matemáticas. No me inquietaban demasiado las tres primeras, porque en Física y Química me había manejado razonablemente bien en el colegio y, la Biología me encantaba y se me había dado muy bien. El gran escollo eran las Matemáticas. Durante todo el periodo escolar habían sido para mí algo francamente difícil de superar. En todos los años pasados, siempre había peleado con ellas. Ahora, en primero de Medicina, la situación todavía se complicaba más porque aquellas Matemáticas eran mucho más complicadas de lo que había vivido hasta entonces.

Yo había escogido hacer Medicina desde el corazón y escuchando su clara llamada a que hiciera algo que redujera el sufrimiento humano. Sin embargo, había hecho caso nulo a mi cabeza, que sabiendo mi relación pasada con las Matemáticas, me había estado previniendo para que no escogiera algo que a todas luces me era imposible de superar. No obstante, lejos de toda aparente lógica, las cosas transcurrieron de una manera completamente distinta a la esperada. No es que la asignatura fuera más fácil de lo que yo suponía, sino que yo me relacioné con ella de una forma radicalmente distinta a como lo había hecho durante mis años en el colegio. Aquellas matemáticas empezaron a gustarme y mucho. Las entendía, las sabía manejar. Algunos de mis compañeros en la facultad, que procedían del mismo colegio que yo y que habían sido muy buenos en matemáticas, me miraban con asombro, tal vez pensando que en algún momento alguien me había hecho un «transplante de cerebro» sin que ellos se hubieran dado cuenta. Obtuve el único sobresaliente en Matemáticas, no de mi clase, sino de todo el curso. ¿Cómo era posible que alguien como yo, del que había dicho un profesor de Matemáticas en el colegio que mi cabeza solo servía para plantar guisantes, hubiera logrado algo semejante?

Cuando somos capaces de conseguir cosas que previamente no podíamos, es porque nuestro cerebro ha estado operando de una manera radicalmente distinta. Sí, es como si nos hubieran hecho una especie de «transplante de cerebro» o, mejor dicho, como si hubiera cambiado el sistema operativo del cerebro. Esto es lo que me ocurrió a mí, y quien sin duda lo favoreció de una extraordinaria manera fue el maravilloso profesor que tuve. Siempre recordaré su sonrisa, su rostro afable y su enorme simpatía. Él hacía que yo me sintiera cómodo en clase. Nunca sentí que podía ser humillado en medio de la clase por una supuesta falta de inteligencia y de capacidad de comprensión. Jamás se cebó con ninguno de nosotros cuando cometíamos errores. Era firme sin ser duro. No solo explicaba bien, con interés y paciencia. Es que, además, nos trataba con afecto y respeto.

Un momento de inspiración

Quiero que te imagines un cuadrado grande y te voy a pedir que con tu imaginación lo dividas en cuatro partes iguales (figura 9, véase página siguiente). Tu cuadrado se ha convertido ahora en cuatro. Como cada uno de estos corresponde a lo que vamos a denominar un estado mental, cualquiera de nosotros y en un momento determinado podemos estar en alguno de esos estados mentales.

Zona de alto rendimiento

Al cuadrado que está arriba y a la izquierda le vamos a llamar la zona de alto rendimiento. Cuando estás aquí, experimentas serenidad, confianza y entusiasmo. Tu desempeño mejora, sencillamente porque estás usando mucho mejor tu inteligencia, tu memoria y tu creatividad. Por eso comprendes mejor y aprendes mucho más deprisa.

Zona de supervivencia

Al cuadrado que está arriba y a la derecha le vamos a llamar la zona de supervivencia. Cuando estás aquí tu objetivo no es conseguir mejores resultados, sino ponerte a salvo de una posible amenaza. No es que alguien te esté amenazando con una pistola, sino que de alguna manera te encuentras inseguro ante una situación que no sabes cómo controlar.

ZONA DE ALTO RENDIMIENTO

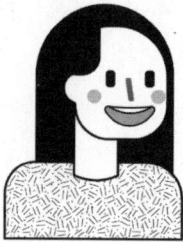

☑ **Serenidad**
☑ **Confianza**
☑ **Entusiasmo**

Inteligencia
Creatividad
Atención
Aprendizaje

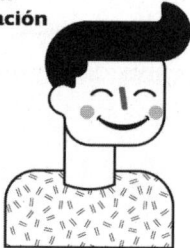

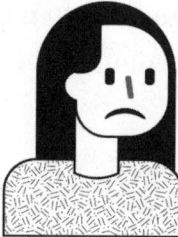

ZONA DE SUPERVIVENCIA

FIGURA **9**

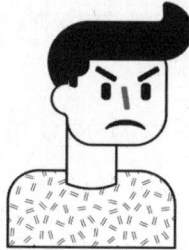

☑ **Ataque**
☑ **Defensa**
☑ **Bloqueo**

Inteligencia
Creatividad
Atención
Aprendizaje

ZONA DE RENOVACIÓN

☑ **Relajación**
☑ **Recuperación**

Inteligencia
Creatividad
Atención
Aprendizaje

ZONA DE HUNDIMIENTO «BURN OUT»

☑ **Agotamiento**
☑ **Inacción**
☑ **Apatía**
☑ **Depresión**

Inteligencia
Creatividad
Atención
Aprendizaje

Esta zona se asocia a una caída muy pronunciada en el desempeño y a la aparición de sentimientos como la ira, la frustración, la ansiedad, el miedo y la sensación de impotencia. Las tres reacciones típicas cuando se está en esta zona son el ataque, la huida o el bloqueo. La persona se torna irascible y agresiva, trata de escapar como sea de esa situación que tanto la incomoda, o se queda paralizada.

Zona de hundimiento

Al cuadrado que está abajo y a la derecha le vamos a llamar la zona de hundimiento, también conocida como zona de *burn out* —zona de estar quemado—. Cuando estás aquí apenas tienes energía como para mover un dedo. Estás apático o incluso deprimido. Tu capacidad para concentrarte y tener un buen rendimiento es prácticamente nula. Has estado tanto tiempo sometido a una situación de estrés que es como si te hubieras «quemado».

Las dos últimas zonas que acabo de describir fueron muy estudiadas por el doctor Hans Selye. Trabajando con ratas a las que sometía a todo tipo de amenazas, observó que al principio ellas entraban en su zona de supervivencia y hacían lo que podían para hacer frente a la amenaza. Cuando llegaban a la conclusión de que hicieran lo que hicieran seguirían estando en peligro y sufriendo, entraban en la zona de hundimiento. Aquellas ratas dejaban de moverse y pasaban a un estado de apatía, de indiferencia, hasta que finalmente morían. En las autopsias que el doctor Selye les practicó encontró múltiples úlceras en el estómago y una hemorragia de las glándulas suprarrenales. El doctor Selye, famoso por sus estudios sobre el estrés, demostró que vivir en la zona de supervivencia o en la de hundimiento puede tener consecuencias físicas muy negativas. En estas zonas, la actividad del denominado sistema nervioso simpático, y que es el que responde a las amenazas, es demasiado intensa.

Zona de renovación

Finalmente tenemos el cuadrado que está abajo y a la izquierda y que se denomina zona de renovación. Cuando se está aquí, otra parte del sistema nervioso vegetativo, llamado sistema nervioso parasimpático, se dedica a ayudarnos a recuperar la energía y a renovarnos de cualquier desgaste que hayamos experimentado. No solo es que en esta fase se produce una recuperación y renovación física, sino también mental.

Los doctores Jim Loehr, Jack Groppel y Tony Schwartz han llevado a cabo investigaciones extraordinarias en este sentido. Sus estudios los han hecho fundamentalmente con atletas y deportistas de élite, y han publicado artículos en algunas de las revistas más prestigiosas del mundo como puede ser el *Harvard Business Review*.

La conclusión que se saca cuando se estudian los estados mentales es que cualquiera de nosotros tendría que pasar la mayor parte de su tiempo en la zona de alto rendimiento y en la de renovación. Sin embargo, sucede con demasiada frecuencia lo contrario.

Muchas personas en las familias, en las empresas y en la sociedad se encuentran una gran parte del tiempo o en la zona de supervivencia o en la de hundimiento. Cuando una persona siente que no puede controlar nada de lo que le sucede porque la sobrepasa, o cuando alguien no se siente valorado, apreciado, reconocido en sus esfuerzos por mejorar, o siente que se le deja de lado, que se la ignora, que no se cuenta para nada con ella, que no se la incluye dentro del equipo, hay altas probabilidades de que esa persona caiga en una de las dos «zonas oscuras». Lo que ocurrirá es que su rendimiento bajará, se tornará irascible o tenderá a aislarse y, además, si no cambia la situación, existe la posibilidad de que enferme. Obviamente, todo esto, lejos de mejorar la situación, la empeora.

Un líder en una familia, una empresa o un país tiene que favorecer que las personas a las que lidera no vivan atrapadas ni en la zona de supervivencia ni en la de hundimiento. Esta es una gran responsabilidad y tiene que hacer frente a ella. Por eso el papel fundamental de un líder es favorecer que las personas se sientan retadas, pero no amenazadas. También es parte de su responsabilidad tratarlas como seres humanos y no como piezas.

La neurociencia nos muestra claramente que la zona de supervivencia y la de hundimiento están asociadas a una reducción en el funcionamiento de las áreas prefrontales del cerebro y de los hipocampos. Por eso cae en picado la capacidad de comprender, de prestar atención, de buscar caminos creativos o de aprender. Además, se produce un desgaste del organismo, desgaste que afecta a todos los sistemas biológicos, sobre todo al inmune.

Las personas que viven una gran parte de sus días en la zona de supervivencia o en la de hundimiento son proclives a las infecciones y a la depresión.

UNA ESTRATEGIA

Hemos visto la gran conexión que tienen los procesos mentales y las funciones biológicas. Mi profesor de Matemáticas en primero de Medicina fue para mí un gran líder porque favoreció que me sintiera valorado y acogido. Yo iba a clase tranquilo, sin sentirme amenazado en su presencia y sin sentirme amenazado ante la asignatura. Fue él quien creó unas condiciones adecuadas para que yo me mantuviera en la zona de alto rendimiento y así despertara mi inteligencia, mi memoria, mi creatividad y mi capacidad de aprendizaje. Como no tuve que enfocarme en defenderme de ninguna amenaza, pude concentrarme en la asignatura. Mis áreas prefrontales, claves en el mantenimiento de la atención y en la denominada inteligencia ejecutiva, estuvieron en pleno rendimiento. Además, mis hipocampos, estructuras esenciales en el aprendizaje de nuevos conceptos, no estuvieron sometidos a los efectos devastadores de ese estrés negativo al que el doctor Selye denominó distrés. Como no estaba tenso en clase, mis músculos estaban relajados y eso ahorraba energía, con lo cual tenía mayor vitalidad. Todo ello, sin duda, contribuyó a que obtuviera unos resultados tan buenos en Matemáticas.

Es importante tener muy presente que cuando creemos que lo que nos falta para hacer frente a algo es más inteligencia, memoria, creatividad o capacidad de aprendizaje, esta es una verdad solo a medias. No es que no tengamos esos recursos tan necesarios en momentos de desafío y prueba, sino que esos recursos son inaccesibles cuando nos encontramos, aunque no lo sepamos, en la zona de supervivencia o en la de hundimiento.

La estrategia que te quiero proponer tiene tres fases:

Primera fase

Sé consciente, date cuenta de en cuál de las cuatro zonas estás. Si tu rendimiento es inadecuado, sientes tensión y enfado o te falta energía, no pierdas el tiempo interpretando que esto se debe a que tú no vales lo suficiente, a que eres alguien débil o a que te falta la inteligencia, la memoria, la creatividad o la capacidad de aprendizaje que son necesarias para triunfar. Esto es falso, radicalmente falso, y si tiras por ese camino lo único que vas a hacer es arruinar tu vida y tu salud, y convertirte en alguien triste y amargado. No muerdas tan jugoso «cebo» porque de lo contrario notarás con gran intensidad los efectos del «anzuelo». Por eso para inmediatamente ese diálogo interior tan negativo y estúpido que te intenta convencer de lo poco que vales y que merma algo tan importante como es tu autoestima.

Segunda fase

Una vez te des cuenta de que estás en la zona de supervivencia o en la de hundimiento serás consciente de que lo que estás viviendo como incapacidad para hacer frente a un determinado obstáculo o desafío es una consecuencia no de quién eres, sino de dónde estás. Por eso has de enfocar tu atención no en intentar averiguar qué es lo que hay en ti de defectuoso, sino en ver cómo saltar a la zona de alto rendimiento.

Tercera fase

Para cambiar de una zona de limitación a una de posibilidad tienes que hacer seis cosas:

1.

La primera de ellas es dejar de resistirte a lo que estás sintiendo. El cómo te sientas ahora carece de importancia. Da igual si te encuentras triste, enfadado, amargado, impotente, desesperanzado. No importa nada, absolutamente nada. Sé que es contraintuitivo lo que digo y, sin embargo, es así. Cuanto más te enfoques en reducir tu tristeza, tu amargura, tu sensación de impotencia o tu desesperanza, más las reforzarás. El cebo es hacerte creer que cuanto más luches contra estas sensaciones, más cerca estarás del triunfo. ¡Es mentira, una hábil mentira! Por eso vas a hacer justo lo contrario a lo que parece lógico, vas a darle la bienvenida a esos sentimientos. Si ya están dentro de «tu casa», ¿por qué enfadarte con su presencia? Dales la bienvenida y «a otra cosa, mariposa». Verás cómo cuando dejes de darles conversación, esto es, de prestarles atención, se acabarán yendo de tu casa sin que tú tengas que echarles. Cuanto más te esfuerces en echarles de tu casa, más difícil te será.

2.

La segunda cosa que te propongo es que aceptes lo que estás experimentando como perfecto y necesario. Recuerda que si te resignas a ello es porque lo ves como algo negativo, pero te aguantas con ello. Si lo aceptas, lo ves como algo positivo y por eso lo celebras. Si crees que esto carece de lógica, tienes razón. Sin embargo, yo te diría que hay dos tipos de lógica, la de aquello que nos parece lógico y la de aquello que es lógico, aunque no nos lo parezca. Cuando tú verifiques por experiencia directa los efectos de aplicar la estrategia que te comento, serás quien saques tus propias conclusiones.

3.

La tercera cosa que te sugiero es que te enfoques no en los sentimientos que estás experimentando, sino en los resultados objetivos que quieres obtener. Pon el foco en el resultado que quieres obtener y visualízalo con la mayor claridad posible.

4.

El cuarto elemento que has de poner en juego es la acción. Da un paso, por pequeño que sea y en la dirección de tu objetivo. No importa si te sientes mal o fatal. Tú ponte en marcha hacia tu meta y punto. Cuando lo hagas no arrastres los pies, evita que tu cuerpo se encoja o que tengas una expresión tan triste en la cara que las personas con las que te cruces se apenen solo con verla. Pon el cuerpo recto, mirada al frente y sonríe como si estuvieras disfrutando. No importa que finjas, lo importante es que lo hagas.

5.

En quinto lugar has de tener preparada una frase para bloquear esa «jaula de grillos» que tienes en la cabeza y que no deja de enviarte pensamientos limitantes y de generar distorsiones mentales. Has de buscar una frase corta que te inspire y repetírtela una y otra vez hasta que, literalmente, ahogue a esa otra voz interior disfuncional.

6.

En sexto lugar has de comprender que no es nada fácil pasar directamente de la zona de hundimiento a la de alto rendimiento sin pasar por la zona de renovación. Diferentes abordajes pueden ser útiles en este sentido. Te sugiero de entrada los siguientes porque van a ser, sin duda, una inestimable ayuda para recuperarte:

— Empezar a dormir una media de entre siete y ocho horas.
— Volver a una dieta mediterránea.
— Empezar a hacer ejercicio físico.
— Introducir un poco de sentido de humor en tu vida.

— Practicar todos los días de diez a veinte minutos de *mindfulness*.

— Tomarte si puedes unas breves vacaciones.

— Recibir algún masaje que relaje la contractura muscular.

UN ENTRENAMIENTO

A medida que te vayas entrenando con confianza, determinación, disciplina y persistencia en la estrategia que te propongo irás cambiando de zona y empezarás a ver las cosas de una manera diferente. También y «mágicamente» comenzarás a sentir mucha más alegría, entusiasmo y confianza.

Recuerda que la libertad interior es una conquista diaria y que la voz interior que nos limita no pierde una oportunidad para hacerse oír y someternos. Todo esto sin duda exige dedicación y esfuerzo. Muchas personas no están dispuestas a ello y prefieren vivir una vida de mediocridad, echando la culpa a las circunstancias o a su falta de recursos internos. No seas tú una de ellas. Si estás llamado a la grandeza, no aceptes la mediocridad como tu destino. De nuevo recuerda que aquí la pregunta clave no es ¿cuánto me va a costar?, sino ¿hasta dónde me puede llevar?

UN RECONOCIMIENTO

En la casilla de tu manual de entrenamiento en la que pone «¿Por qué hundirme cuando puedo mantenerme a flote e incluso volar?» pon un *tick* (✓) cada vez que hayas seguido cualquiera de las tres fases que te he descrito en la estrategia.

Cuando hayas acumulado veinte *ticks,* ten un gesto de reconocimiento y celebración. Yo sé que al principio todo te va a parecer muy poco natural y bastante forzado. No nos suele gustar seguir planteamientos tan estructurados. Sin embargo, recuerda que para saber montar en bicicleta primero necesitaste usar ruedines y poco a poco aprendiste a controlar el manillar y a manejar los pedales.

La autogestión emocional es algo que distingue a las personas que tienen libertad interior de las que no la tienen. Es, además, una de las competencias claves para triunfar en los negocios, en las relaciones y en múltiples aspectos de la vida personal y profesional. Quien no sabe gestionar sus emociones depende por completo de las circunstancias externas y no es capaz de desplegar su poder interior.

Hoy, en un mundo marcado por la incertidumbre, todos hemos de ganar maestría en la gestión de nuestro mundo interior porque es imprescindible para que cuerpo, mente y alma puedan sacar a flote sus verdaderos recursos.

8
ERES UN ATLETA
Y ESTÁS COMPITIENDO EN LAS OLIMPIADAS

Con foco, compromiso, inspiración, apoyo y recuperación
se baten las mejores marcas.

UNA HISTORIA EMPRESARIAL

En una ocasión me llamó el presidente de una empresa que se dedicaba a la fabricación y venta de ordenadores para hacerme una consulta. Él no encontraba ninguna explicación a algo que había sucedido con uno de los mejores equipos de ventas de la compañía. Se trataba de un grupo de personas sumamente unidas y que tenían bien definido su objetivo como equipo. Era, además, gente entusiasta y muy capaz, que estaban comprometidos con la empresa.

Por si esto fuera poco, dentro del equipo había un claro liderazgo que inspiraba y apoyaba. El equipo llevaba trabajando sin parar en un proyecto y alcanzando extraordinarios resultados de ventas.

Todo iba como la seda hasta que, de repente, todos los miembros de aquel equipo cayeron en una especie de depresión. Se les veía desinteresados y apáticos. No había ninguna causa aparente que pudiera explicar semejante caída en el ánimo de aquellos seres humanos.

No cabe duda de que todo tiene una explicación si disponemos de ciertas claves. A veces las claves a algunos problemas humanos las encontramos en la psicología, pero otras están en la biología.

Un momento de inspiración

Todos sabemos lo difícil que es en ciertos momentos pensar con claridad y enfocarnos con precisión en la mejor forma de resolver un determinado desafío, y es precisamente en esos instantes cuando más necesitamos mantenernos en calma y confiados. Si pensamos, por ejemplo, en un atleta olímpico que se ha pasado cuatro años de su vida preparándose para dar el «do de pecho» en unos pocos minutos, bien podemos entender que su rendimiento estará supeditado por completo a cómo maneja esos momentos de gran presión en los que se juega tanto en tan poco tiempo. Por eso la preparación mental es al menos tan importante como la preparación física.

Si a ese atleta su mente le jugara una mala pasada, por más entrenado que tuviera a su cuerpo, no tendría muchas opciones de subir al podio con una flamante medalla colgando de su cuello. Aunque sin duda el éxito o el fracaso se deciden en el momento de la prueba final en la Olimpiada correspondiente, en realidad ese éxito o ese fracaso ya se están fraguando mucho tiempo atrás.

Hay cuatro elementos que hacen muy difícil, por no decir imposible, que una persona alcance su máximo rendimiento, sobre todo si las circunstancias no son las más favorables. Esos cuatro elementos son:

1. *Falta de foco en la meta a alcanzar*

Aquí la precisión es la clave. Sabemos que un rayo de luz está formado por fotones. Lo que diferencia los fotones de un rayo de luz de los de un rayo láser es que los de este último vibran de una forma coherente. Por eso pueden perforar una plancha de metal. El cerebro necesita una gran precisión en la meta. Si nuestro pensamiento está disperso entre varias cosas, no vamos a tener lo que es preciso tener para alcanzar ciertas metas.

Es falso que la multitarea sea efectiva. No lo es ni tan siquiera en los niños que han crecido en un entorno digital. Cuando la atención no la enfocamos específicamente en algo concreto, sino que estamos en más de una cosa «a la vez», nuestra atención pierde en eficacia y esto tiene un claro impacto tanto en el aprendizaje como en la toma de decisiones.

Diversos estudios apuntan que los adultos estamos distraídos al menos el 47 por 100 del tiempo. Esto, como nos podemos imaginar, resta eficacia y eficiencia a todo lo que hacemos, desde analizar una situación del mercado hasta escuchar a uno de nuestros hijos cuando nos cuenta un problema.

2. *Falta de verdadero compromiso por alcanzar esa meta*

Cualquier meta importante va a exigir de nosotros dedicación, interés, entusiasmo y una gran cantidad de esfuerzo. Todos vamos a tener tropiezos y a cometer errores en nuestro camino. Lo que nos va a poner una y otra vez en pie va a ser nuestro compromiso.

Una persona que no esté verdaderamente comprometida con un proyecto determinado, sea personal o profesional, nunca podrá alcanzar su máximo nivel de rendimiento porque ambos elementos, compromiso y rendimiento, van siempre de la mano. El entusiasmo abre el intelecto, mientras que la indiferencia, el desinterés, la apatía, lo cierran.

Con frecuencia valoramos en exceso el talento que alguien tiene e infravaloramos su entusiasmo, su pasión y su compromiso. Qué duda cabe que hay muchos momentos que no son ni fáciles ni agradables cuando uno se esfuerza por conseguir algo. Aun así, la ilusión por alcanzar nuestro objetivo, sabiendo las implicaciones positivas que ello puede tener en nuestra vida, es un acicate para seguir esforzándonos incluso en los momentos de mayor dificultad. Ver poco a poco cómo uno progresa, cómo uno mejora, cómo uno evoluciona, no solo nos alegra y nos inspira, sino que, además, nos ayuda a verificar que vamos por el camino correcto.

3. *Falta de inspiración y apoyo*

Si hay algo que a cualquiera de nosotros nos influye de una manera notable es la percepción que tenemos acerca de cuánto nos valoran aquellas personas que nos rodean. Pocas cosas duelen más que sentir que somos unos don nadie ante los ojos de los demás. Cuando a los otros no les importamos, notamos, por una parte, su indiferencia a lo que sentimos y necesitamos y, por otra, su falta de interés en inspirarnos, desafiarnos y en ayudar a desarrollarnos.

Pocas relaciones tienen más importancia que la que existe entre hijos y padres. Harry Harlow, un psicólogo norteamericano estudioso de la conducta en monos macaco y cómo esta se veía afectada por los vínculos entre padres e hijos, demostró que aquellos macacos que desde pequeños habían sido separados de sus madres y criados por el personal del laboratorio preferían quedarse agarrados a una madre artificial hecha con alambres y trapo que tomar sus biberones. Cuando se les ponía en sus jaulas y se les ofrecía un pequeño cojín de trapo, se aferraban a él como si les fuera la vida en ello. Cuando se les quitaba el cojín, los pequeños monos se encogían como si estuvieran experimentando la mayor de las depresiones.

Experimentos llevados a cabo posteriormente, también con macacos y en otros lugares de Estados Unidos, han demostrado que, cuando no se crean estos vínculos maternofiliales, los monos al crecer se vuelven agresivos y, además, están continuamente enfermos. Por si esto fuera poco, sometidos a ciertos test que de alguna manera miden la inteligencia del macaco, estos monos obtienen muy pobres resultados. Sin embargo, si se les pone en contacto durante cierto tiempo con monos adultos que muestran una conducta cercana y compasiva, dichos macacos aumentan su puntuación en los test de inteligencia, se vuelven mucho más pacíficos y rara vez enferman. Esto que parece algo de lo más extraño y sorprendente tiene una explicación científica llena de belleza. Existen en los macacos, al igual que en los seres humanos, una serie de genes que están involucrados en factores como la conducta social, la expresión de la inteligencia y la actividad del sistema de defensa o sistema inmune. En aquellos macacos que no habían recibido afecto, estos genes estaban bloqueados con un grupo metilo y, por tanto, no se expresaban. Por eso esos macacos eran agresivos, torpes y padecían múltiples infecciones. Las muestras de sangre que se obtuvieron después de que estos macacos privados de afecto hubieran pasado un tiempo con una pareja de monos cercanos y cariñosos, mostraron que aquellos genes se habían reactivado, perdiendo el grupo metilo que los tenía bloqueados. Por eso los macacos se volvieron más sociables, mostraron conductas más inteligentes y, además, combatieron mucho mejor las infecciones. No cabe duda de que esos mecanismos epigenéticos que controlan la activación y desactivación de los genes responden a mediadores químicos que se liberan en la sangre en presencia del afecto, la cercanía y la inclusión.

Uno de los elementos clave para obtener éxito en la vida es rodearnos de personas que nos quieran, que crean en nosotros, que nos valoren, que nos desafíen, que nos apoyen y que nos acompañen. En nuestro camino ya vamos a encontrarnos suficientes obstáculos y desafíos como para prestar demasiada atención a aquellas personas que no tienen ningún interés en añadir valor a nuestra vida, sino que lo único que quieren es sacarnos todo lo que puedan para añadir valor a la suya.

4. *Falta de recuperación suficiente después de los episodios de máximo esfuerzo*

Ni la mente ni el cuerpo soportan momentos de gran intensidad en el esfuerzo si después no hay periodos de recuperación. Tal vez al principio nos parezca que podemos con todo lo que nos echen. Sin embargo, al cabo de no mucho tiempo, nos daremos cuenta de que no es así. Si comparáramos la capacidad de una persona con la de un motor de seis cilindros, la falta de recuperación con el tiempo haría que su capacidad, su motor, funcionara como si solo tuviera tres cilindros.

La sociedad no es especialmente amable con estos periodos de recuperación porque, como vivimos en la sociedad de las prisas, parece que pararse —no para holgazanear, sino para recuperarse— es una absurda pérdida de tiempo. Si queremos alcanzar una gran excelencia en cualquier campo que elijamos vamos a tener que esforzarnos mucho y por eso también hemos de seguir un periodo de recuperación.

Hace poco tiempo tuve la ocasión de coincidir en México con Michael Phelps, que como sabemos es el deportista que mayor número de medallas olímpicas ha conseguido en la historia, veintiocho en total. Él nos hablaba de la extraordinaria disciplina que tuvo que cultivar para lograr sus múltiples éxitos en el mundo de la natación. La gente que triunfa de una manera honesta, se esfuerza muchísimo, pero también cuida de sus momentos de descanso y recuperación entre las sesiones de entrenamiento. Ambos elementos son esenciales. De la misma manera que el día que uno no ha dormido bien se siente más atontado, el día que uno no se ha recuperado adecuadamente su rendimiento baja. Hay muchos grupos de trabajo que han demostrado que después de un esfuerzo intenso de hora y media tendríamos que dedicar unos minutos a recuperarnos. Nuestro organismo lo necesita.

Lo que le ocurrió al equipo de ventas de aquella empresa que fabricaba ordenadores no fue debido ni a falta de foco, ni a falta de compromiso, ni a falta de inspiración y apoyo. Lo que le ocurrió a aquel equipo fue causado por no introducir momentos de recuperación en medio de la actividad febril de cada día.

UNA ESTRATEGIA

Si no tienes muy claro lo que persigues, debes dedicar tiempo a precisarlo con la mayor claridad posible. Si no perderás capacidad para lograr tu meta.

Si aquello que quieres alcanzar no tiene la suficiente relevancia en tu vida como para hacerte inasequible al desaliento, raro será que lo alcances. Recordemos que el verdadero compromiso es aquello que nos hace levantarnos después de cada caída. Tener presente la importancia de eso que persigues y el valor que puede añadir a tu vida y a la de aquellos que te rodean, es de una importancia capital.

Si todas las voces que escuchas a tu alrededor, lejos de animarte en tu proceso, tienen el efecto contrario, piensa si no te sería beneficioso rodearte de personas con mayor capacidad inspiradora. No se trata de buscar personas que nos digan lo que queremos oír, sino de buscar personas que realmente crean en nosotros y en nuestro potencial.

Nadie tiene una bola de cristal como para determinar quién llegará a alcanzar algo y quién no. Nadie es lo suficientemente experto como para saber hasta dónde puede llegar un ser humano cuando empieza a desplegar su verdadero potencial movido por un auténtico espíritu de superación. Para uno de esos «expertos», director de un periódico de Nueva York, Walt Disney no llegaría muy lejos en el mundo de la animación porque carecía de imaginación. Me gustaría ver su cara después de saber que ese joven, que para él carecía de imaginación, consiguió a lo largo de su vida veintiséis Óscar, cuatro de ellos honoríficos.

Un entrenamiento

Dedica tiempo a enfocarte más y más en tu meta, imaginarla, verla, sentirla, tocarla. Resuelve ahora mismo que eso que quieres, porque consideras que es relevante en tu vida, lo vas a conseguir, lo vas a sacar adelante sí o sí. Busca fuentes de inspiración donde sea, en personajes vivos o en personajes muertos. Lee biografías de superación que te inspiren y que te hagan sentirte acompañado, busca frases que te impacten.

Trabaja intensamente, esfuérzate como un atleta olímpico para conseguir eso que anhelas. Recuerda que ese periodo en el que lo has dado todo, sobre todo cuando supera los noventa minutos, ha de ir seguido de cinco a diez minutos de recuperación.

UN RECONOCIMIENTO

En la casilla de tu manual de entrenamiento en la que pone «Soy un atleta olímpico, una atleta olímpica, y estoy compitiendo en las Olimpiadas» pon un *tick* (✓) cada vez que hayas aplicado cualquiera de las pautas que he descrito en el apartado anterior. Cuando hayas conseguido acumular treinta, ten un gesto de reconocimiento hacia ti, algo sencillo, pero que sirva de refuerzo a tu voluntad y compromiso por superarte. Observa cómo te sientes y cómo ves ahora tu meta. Lo habitual es que hayas ganado en claridad, ilusión, fuerza y energía. Cuando tú verificas algo, ya no necesitas creértelo, porque lo has comprobado de forma directa.

9

No ver en la incertidumbre un océano de peligros, sino un continente por descubrir

Recuerda que toda la magia está fuera de tu zona de confort.

Una historia común
que muestra algo relevante

Hace unos meses fui al cardiólogo a hacerme una revisión rutinaria. Cuál no sería mi sorpresa cuando caí en la cuenta de que el cardiólogo era un viejo conocido mío al que hacía años que no veía. De hecho, le había conocido en un hospital en el que yo trabajé como cirujano cuando él era un joven celador. Después se hizo enfermero, después médico y, finalmente, hizo la especialidad de cardiología. Siempre me había gustado su actitud tan dispuesta a ayudar y hacerlo con tan buena cara.

—Oye, Javier —le pregunté—, debe de ser muy duro para una persona que viene aquí a hacerse una exploración rutinaria que cuando está corriendo en la cinta le tengas que ordenar que se pare inmediatamente porque el electrocardiograma muestra datos compatibles con una isquemia, con un problema de riego sanguíneo en el corazón.

—Sí lo es, Mario, y esto ocurre en unas cuantas ocasiones. Sin embargo, he comprobado que lo que a veces más angustia a estas personas no es el saber que pueden tener una enfermedad en el corazón, sino la incertidumbre de no saber lo que a partir de ahora será su vida. Por eso una de las cosas que hago y que resulta muy efectiva a la hora de reducir ese nivel de angustia es, precisamente, reducir su nivel de incertidumbre a base de darles la mayor cantidad de información posible.

UN MOMENTO DE INSPIRACIÓN

El cerebro no tiene una especial dificultad para manejarse en la incertidumbre. De hecho, de los dos hemisferios cerebrales, el derecho está especialmente dotado para hacerlo. El hemisferio cerebral derecho explora los nuevos entornos con interés y curiosidad. Está ante todo atento a aquellas cosas que pueden representar peligros potenciales. Es cauto y a la vez un audaz explorador. Busca entender los patrones que operan en un entorno nuevo para así aprender cómo ser más efectivo a la hora de desenvolverse en dicho entorno.

Hace cerca de un millón de años, el *Homo erectus* exploró lo que había más allá de su mundo conocido y que se limitaba a una zona en el este de África. Con embarcaciones sin duda más que rudimentarias se adentró en lo que hoy es el océano Índico y llegó a lugares tan lejanos como Java en Indonesia o Australia. Imaginemos el nivel de incertidumbre al que tuvieron que enfrentarse nuestros ancestros. Ni tenían cartas o instrumentos de navegación, ni sabían lo que había más allá del horizonte, ni disponían de buques que aguantaran cualquier temporal. El problema, repito, no está en la incapacidad del cerebro para gestionar con eficacia la incertidumbre. El problema está en la mente.

En cuanto nos salimos de nuestra «cuadrícula», del mundo que conocemos y dominamos, se activa una especie de *software* que es nuestro diálogo interior y que no solo nos habla, sino que, además, nos proyecta imágenes de todo lo malo que nos puede pasar si nos atrevemos a explorar lo que hay más allá de esa «cuadrícula» a la que se conoce como zona de confort. Esto activa en el cerebro el mecanismo de protección frente a la amenaza que nos induce a resistirnos a lo nuevo, o que nos lleva a tomar una actitud belicosa, o incluso a quedarnos bloqueados. En esos instantes se nos ha olvidado caer en la cuenta de algo de extraordinaria relevancia, y es que el mundo real es mucho más benévolo que el mundo mental.

La mayor parte de las personas diagnosticadas de una cardiopatía isquémica, de una falta de riego en el corazón, van a poder tener una vida normal si, además de seguir el tratamiento médico adecuado y dejar de fumar, en caso de que lo hagan, cuidan por lo menos estas cuatro cosas en su vida:

— Lo que comen; sobre todo en lo que se refiere al consumo de azúcar y grasas saturadas. Ya vimos en el capítulo dedicado a la nutrición la importancia de seguir una dieta mediterránea que tiene unos efectos positivos tan claros en la salud del cerebro y del corazón.

— El ejercicio físico que hacen; declarando la guerra al sedentarismo. Recordemos cómo el ejercicio favorece que se formen nuevos vasos sanguíneos en el corazón.

— Su estado de ánimo; siendo más optimistas y dedicando momentos al silencio y la quietud a través, por ejemplo, de la práctica del *mindfulness*. Se ha visto cómo su práctica favorece la coherencia cardíaca, la cual tiene un efecto protector sobre el corazón.

— Sus relaciones personales; para evitar que la soledad entre a formar parte de sus vidas.

Lo que muchas veces nos preocupa es tener la sensación de que no tenemos ninguna capacidad de control sobre lo que nos va a pasar. Si a una persona con una enfermedad, en este caso con una cardiopatía isquémica, se le ayuda a caer en la cuenta de que su riesgo de no tener una vida normal se reduce si cuida esas cuatro cosas, el nivel de angustia baja de forma inmediata. Recordemos que la angustia siempre empeora cualquier problema que afecte al riego sanguíneo del corazón.

Esto que estamos viendo se puede aplicar a muchas otras dimensiones de nuestra vida. De lo que se trata es de bloquear esos programas mentales disfuncionales que nos alejan de la realidad y que nos sumergen en un mundo de oscuridad, confusión, soledad y desamparo. Creemos que el mundo es así porque no somos conscientes de que es un espejismo, una pura proyección de nuestra mente que la vivimos como la única posible e incuestionable realidad. Si el *Homo erectus* se hubiera dejado seducir por uno de estos programas mentales tan perturbadores, nunca hubiera salido de África y hoy ninguno de los presentes estaríamos vivos. Más que presentes, estaríamos ausentes.

Ya sé que cuando veo una mosca en una pared blanca iluminada puedo pensar que la mosca está en la pared. Sin embargo, si tuviera un poco más de perspectiva, me daría cuenta de que la mosca está en realidad en la lente del proyector cuya luz ilumina esa pared.

UNA ESTRATEGIA

Cuando sientas una tensión incómoda ante la perspectiva de viajar a un país cuya cultura es muy distinta a la tuya, empezar a trabajar en un departamento nuevo o simplemente ir a una fiesta donde probablemente no conozcas a nadie, recuerda siempre de que esa tensión es la consecuencia directa de cómo te estás proyectando a ti mismo lo que está por venir.

Mira qué dos proyecciones tan distintas frente a lo mismo en relación con un posible viaje a la India:

Proyección 1

Posibilidad de comer algo que me siente mal, de que me engañen comprando o de que me roben. Posibilidad de que me coja una infección, etc.

Proyección 2

— Ir a un país que ha producido algunas obras literarias como el *Bhagavad Gita,* escrito hace unos tres mil quinientos años y que dentro de la espiritualidad se encuentra entre los escritos de mayor profundidad y belleza que se conocen.

— Ir a un país donde puedes encontrar una sonrisa en el entorno más desfavorecido.

— Ir al país de los mil colores donde las mujeres sorprenden con su elegancia en el vestir y donde se puede encontrar en la comida nuevos aromas y nuevos sabores.

— Hacer no solo un viaje como turista, sino también como peregrino. En el primero solo hay un viaje exterior que consiste, fundamentalmente, en ver paisajes y monumentos. En el segundo también hay un viaje interior en el que se ponen al descubierto cosas de uno mismo.

La proyección 1 genera resistencia y desencuentro. Si viajo a la India es porque tengo que ir y no porque quiera ir. Curiosamente, esta proyección no es que me vuelva cauto —lo que estaría muy bien—, es que me pone tenso y en una situación de alarma. Curiosamente, y según cómo funcione nuestro cerebro, esto se traduce en dificultad para estar atento y presente, y en la proyección de peligros donde no los hay. Mi tensión también hace que si hablo con alguien mi tono o mi mirada por sí solos incomoden a mi interlocutor. Mi cuerpo estará tenso y, por tanto, pronto me fatigaré.

La proyección 2 invita a la exploración y al encuentro, sin obviar las precauciones necesarias que son tan importantes en la India como en cualquier otro país. Por eso yo estaré atento y relajado, y de esta manera seré más capaz de conectar con el mundo real en lugar de vivir atrapado en un espejismo mental.

Si hay algo que mata el progreso, la iniciativa, la mejora y la evolución es una mente que proyecta en la incertidumbre un nivel excesivo de riesgo. Hace quinientos años la humanidad proyectaba en lo que había más allá de la línea del horizonte un nivel de riesgo tan elevado que nadie se atrevía a cruzarla. Los primeros que lo hicieron se encontraron no con el precipicio lleno de monstruos del que tanto se hablaba, sino que descubrieron un nuevo continente lleno de extraordinarias posibilidades.

Un entrenamiento

El entrenamiento va a consistir en que poco a poco vayas saliendo de tu zona de confort, de esa «cuadrícula mental» que te tiene atrapado y que no te permite expandirte y crecer. Por eso es importante que empieces a probar cosas sensatas y beneficiosas, pero que estén fuera de tu «cuadrícula». Se trata de que te estires y notes la tensión del estiramiento sin que sea necesario que hagas nada radical ni disruptivo. No busques de entrada la revolución, sino la evolución. Son pequeños pasos los que te acercan a una nueva frontera. A medida que vayas descubriendo nuevos paisajes fuera y dentro de ti, empezarás a sentir la alegría del descubrimiento y el gozo ante tu propia evolución. Si la palabra cambio te asusta un poco, piensa en la palabra evolución. Seguro que puedes encontrar algo en lo que te gustaría evolucionar. Cuando lo encuentres, ponte a ello con confianza y determinación.

UN RECONOCIMIENTO

En la casilla de tu manual de entrenamiento en la que pone «Hoy abrazo la incertidumbre» pon un *tick* (✓) cada vez que hayas salido de tu zona de confort en cualquier aspecto que para ti sea importante hacerlo.

Lo que antes vivías como un problema —alejarte de tu «cuadrícula mental», de tu mundo conocido, del «este de África»—, ahora lo ves como una oportunidad, la de descubrir nuevas tierras, nuevas posibilidades, nuevas oportunidades. Imagínate, por ejemplo, lo que ha supuesto para la humanidad el descubrimiento de Australia o Indonesia.

Cuando hayas conseguido acumular diez *ticks,* ten un gesto de reconocimiento hacia ti, algo sencillo, pero que sirva de refuerzo a tu voluntad y compromiso por superarte. Cuando hayas conseguido superar la inercia y tengas lo que se denomina *momentum,* ya verás cómo te supone mucho menos esfuerzo seguir practicando cada día. Al cabo de un tiempo te verás sorprendido buscando oportunidades de cambio y mejora en lugar de seguir aferrándote a lo conocido, simplemente porque te aportaba una falsa sensación de seguridad.

Recuerda que no se trata de que te creas nada, sino de que lo verifiques a través del entrenamiento. Lo único que es realmente convincente es la experiencia directa.

10
CUANDO TE SIENTAS PERDIDO, RECUERDA QUE ALGO DENTRO DE TI CONOCE EL CAMINO

Tú no tienes por qué elegir entre razón o intuición cuando pueden ayudarte las dos.

UNA CURIOSA FÁBULA

Un hombre ciego paseaba ayudado por su bastón por un camino ancho de arena. Él conocía bien la senda porque la recorría todos los días para ir de su casa al pueblo, donde pasaba tiempo con sus amigos y donde compraba alguna que otra cosa. Sin embargo, y de repente, se cayó en una pequeña zanja. Perplejo por lo sucedido nuestro hombre buscó a tientas su bastón y cuando lo encontró respiró con alivio. Haciendo un esfuerzo, logró salir de la zanja. Sin embargo, ahora su bastón no era tan útil para ayudarle a caminar, ya que al moverlo no paraba de encontrarse con obstáculos. Aquel hombre no era consciente de que su camino se había transformado en un bosque. Ahora carecía de referencias, y aquel bastón que le había sido tan sumamente útil para moverse con soltura ya solo le servía para evitar darse algunos golpes y caer en nuevas zanjas.

A medida que el tiempo pasaba el buen hombre se sentía más perdido, tenso y desesperado. Llevaba dos horas metido en el bosque cuando de repente escuchó el llanto de un niño.

Llevado por una mezcla de curiosidad y compasión, llegó como pudo hasta donde aquel pequeño estaba. Se trataba de un chico de corta edad que no hablaba y que tampoco podía andar. Para aquel hombre, el niño, lejos de ser un recurso, era una nueva carga. ¿Cómo le iba a ayudar a salir del bosque si no podía ni hablar ni andar? De lo que no se había dado cuenta era de que sí podía ver y lo que tampoco sabía era que aquel niño era alguien muy muy especial. Sí, el chico conocía el bosque y sabía cómo salir de él.

Ignorante de esta información, el hombre decidió cargarlo sobre sus hombros pensando que, si aquel ser tan desvalido iba con él, tendría más posibilidades de sobrevivir.

Al principio, el ciego, sin querer renunciar a usar su bastón, le cargó sobre sus hombros y lo sujetó con el brazo que le quedaba libre. Sin embargo, el niño no paraba de moverse y de tirarle del pelo en una dirección o en otra. El hombre tuvo finalmente que renunciar a usar su bastón para poder así agarrar al niño con más fuerza. El problema era que ahora nuestro hombre caminaba cada vez más despacio y con pasos más lentos para no darse ningún golpe o caer en una nueva zanja. Lo que más le desesperaba era que el niño cada vez le tiraba con más fuerza de los pelos. Al final, y en un momento de lucidez, el ciego comprendió el lenguaje del pequeño y lo que este le quería comunicar. Con sus manitas tirando de los pelos en una y otra dirección le estaba diciendo por dónde debía caminar.

Lo más sorprendente de esta historia es que justo al salir del bosque, los ojos del hombre dejaron caer el grueso velo que los cubría y por primera vez pudo ver. Ya no era un hombre ciego porque sus ojos ahora eran los ojos del niño.

UN MOMENTO DE INSPIRACIÓN

Nosotros tenemos dos hemisferios cerebrales, el izquierdo y el derecho. El primero es el que nos permite movernos en el mundo físico, hablar, generar conceptos y elaborar instrumentos materiales. Es el hemisferio que elabora los patrones de conducta que sirven de referencia para actuar en un mundo que nos es conocido. En nuestra fábula, el hemisferio izquierdo estaría representado por el hombre ciego y su bastón. El ciego de nuestra historia podía hablar y manejar con eficacia su bastón para moverse por un mundo conocido. El hemisferio izquierdo es digital, es decir, y para entendernos, categoriza las cosas en buenas o malas, correctas o incorrectas, ciertas o falsas. Para este hemisferio la interpretación de las cosas se mueve entre lo claro y lo oscuro, entre el uno y el cero.

El hemisferio derecho del cerebro no puede hablar ni elaborar conceptos. Es inconsciente, pero no es ignorante. Sus mensajes los transmite a través de imágenes y de sensaciones. En nuestra fábula está representado por el niño. Él no puede hablar, andar ni elaborar instrumentos, pero sí comunicarse a través de sensaciones; en este caso a través de los tirones de pelo que le da al hombre. El hemisferio derecho accede a un conocimiento mucho más amplio y profundo que el izquierdo y es, precisamente, el diseñado por la naturaleza para explorar entornos nuevos y para movernos en la incertidumbre. Por eso el hemisferio derecho es el analógico, el del 0 - 0,1 - 0,2 - 0,3 - 0,4 - 0,5 - 0,6 - 0,7- 0,8 - 0,9 - 1. Precisamente porque es el encargado de explorar y no de juzgar —lo que hace el hemisferio izquierdo— puede captar matices sutiles en todo lo existente. Digamos que se mueve sobre todo en el claroscuro de la incertidumbre.

Lo que ocurre es que en Occidente estamos tan apegados a funcionar desde el hemisferio izquierdo que hemos perdido la sensibilidad necesaria para prestar atención a los mensajes que nos llegan del hemisferio derecho. Obviamente, el niño de nuestra historia no puede salir solo del bosque porque no se mueve en el mundo material de la misma manera en la que se mueve el hombre ciego. Por este motivo ambos se necesitan.

Cuando los dos hemisferios se sincronizan, es decir, cuando colaboran el uno con el otro, nos podemos manejar con eficiencia en el mundo de la incertidumbre —en nuestra metáfora estaría representada por el bosque—. El hombre ciego de nuestra historia pasó de un mundo conocido, el camino por el que siempre iba a la ciudad, a un mundo nuevo y desconocido, el bosque. Al final, cuando los dos hemisferios han sido completamente integrados, tenemos los recursos del adulto y del niño. Es ese hombre que al salir del bosque puede ver ahora gracias a los ojos del niño.

UNA ESTRATEGIA

Hoy sabemos cómo se puede tener acceso a la información que alberga el hemisferio derecho. Es una información que no sabemos que la tenemos, pero que está ahí, dentro de nosotros.

Para acceder a dicha información hay que seguir una serie de pasos que implican cierta disposición mental:

— Vas a buscar conectar con tu hemisferio derecho cuando te encuentres frente a un desafío profesional o personal que sea realmente relevante en tu vida, algo que te importe de verdad. No suele ser tan accesible el hemisferio derecho para estos temas cuando el sentimiento no está involucrado.

— Es importante que hayas reflexionado con intensidad para encontrar el mejor camino para resolver con éxito la situación en la que te encuentras. La involucración previa del hemisferio izquierdo es esencial. Si no hay un verdadero trabajo y un esfuerzo consciente, es poco, muy poco probable, que te venga la inspiración.

— Ahora has de abrirte a la posibilidad de que dentro de ti haya una sabiduría que ni siquiera conoces. Abre tu mente y tu corazón, y déjate sorprender.

— Elabora una pregunta que esté enfocada a favorecer que emerja una respuesta. Ejemplos de preguntas serían los siguientes: a) ¿Qué es lo que no estoy considerando en esta situación? b) ¿Qué puedo descubrir si acepto esta situación como perfecta y necesaria? c) ¿Qué recursos internos he de aflorar ante este desafío? d) ¿Cuál es el primer paso que he de dar?

— No trates de responder a la pregunta con la mente del hemisferio izquierdo, que es la que suele haber elaborado dicha pregunta. La respuesta ha de venir del hemisferio derecho, y para eso has de mantenerte relajado, en silencio y dejando que la pregunta vaya penetrando en tu mente como si fuera una piedra que tiras en un lago y va penetrando poco a poco hasta llegar al fondo. Haz la pregunta en silencio y aguarda. No es un concepto lo que quieres como respuesta, sino una imagen, una sensación, una experiencia que proceda del lado no consciente de tu mente.

UN ENTRENAMIENTO

Si quieres tener un *performance* extraordinario, sobre todo cuando te enfrentas a nuevos desafíos, no puedes darte el lujo de prescindir de algunos de los magníficos recursos que albergas en tu interior.

Funcionar solo con el hemisferio izquierdo como generador de soluciones es un error y máxime en los tiempos que corren en los que lo nuevo se abre paso con fuerza. Esforzarse sí, dedicar tiempo a reflexionar, también. Sin embargo, y siendo condición necesaria, no es condición suficiente. Hay que crear un espacio para que la sabiduría de tu mente inconsciente se manifieste y para eso son necesarias unas condiciones determinadas, ya que no todas valen.

Un reconocimiento

En la casilla de tu manual de entrenamiento en la que pone «Conectando con mi sabiduría interior» pon un *tick* (✓) cada vez que hayas abordado un desafío importante siguiendo la pauta que te he expuesto. Cuando emerja una imagen o una sensación, por extraña que te parezca, dedica un tiempo a preguntarte lo que te quiere decir a ti. Acuérdate del hombre ciego de nuestra historia que necesitó tiempo para entender la relevancia de aquellos tirones de pelo que el niño le daba.

Cuando hayas conseguido acumular siete *ticks,* ten un gesto de reconocimiento hacia ti, algo sencillo, pero que sirva de refuerzo a tu voluntad y compromiso por superarte. Pocas cosas elevan más la autoestima que descubrir que tenemos dentro de nosotros muchos más recursos de los que pensábamos.

11
SI NO PUEDES MÁS
ES CUANDO MÁS TIENES QUE PODER

Para crecer y mejorar, primero uno ha de dejarse «estirar».

UNA HISTORIA DE JUVENTUD

Recuerdo con horror mi paso por el Departamento de Obstetricia y Ginecología del hospital donde hice mi formación clínica cuando era un joven estudiante de Medicina. Por distintas razones, aquella asignatura se me atravesó. Ni me gustaba cómo la explicaban, ni la encontraba encanto por más que lo buscara. Por eso me dediqué a estudiar a fondo las otras asignaturas que me interesaban más y me parecían mucho más atractivas, como podían ser la Medicina Interna o la Cirugía. Pero para todo estudiante antes o después llega un momento clave que son los exámenes, y el de Obstetricia y Ginecología también llegó. Cinco días antes de que lo tuviera me puse a estudiar la asignatura con auténtico furor. Recuerdo la enorme dificultad que tenía para concentrarme estudiando algo que me gustaba tan poco.

Mi desesperación era enorme, porque me pasaba horas y horas delante de aquellos tomos de pastas verdes y no se me quedaba nada, absolutamente nada. Parecía que estaba condenado inexorablemente al más estrepitoso de los fracasos. Pensé en no presentarme e ir directamente a la recuperación meses después. Sin embargo, había algo en mí que se resistía a abandonar y por eso seguí. Había consumido tres de los cinco días que tenía para prepararme y había conseguido asimilar muy poco.

En la noche del tercero al cuarto día, algo muy extraño me sucedió. Me acosté tarde como los días anteriores y con una mezcla de frustración e impotencia. En eso no había nada distinto y, sin embargo, lo que sí resultó distinta fue la experiencia que tuve durante el sueño. Me vi corriendo por la orilla de una playa preciosa cuando, de repente, tropecé y me caí. Fue en ese momento cuando sentado en el agua y con las manos apoyadas en la arena del fondo empecé a mirar alrededor y me di cuenta del sitio tan espectacular en el que estaba. Era un paisaje idílico. En aquel momento caí en la cuenta de que era absurdo arrastrar un nivel tan elevado de angustia, desesperanza, frustración e impotencia ante un examen cuando los ojos de mi mente eran capaces de observar semejante belleza. Cuando me desperté a la mañana siguiente, yo había experimentado una transformación anímica. Me levanté lleno de alegría, entusiasmo y confianza. Desayuné, me puse a estudiar y, aquellos temas que los días anteriores se me resistían de forma implacable, ahora me entraban como si yo fuera una esponja. Aquello me dejó completamente descolocado. Nunca en mi vida había sido capaz de aprender tanto y a tal velocidad. Además, lo que estudiaba no se me olvidaba. Me pasé dos días estudiando a ese ritmo y con esa capacidad de comprensión y aprendizaje. Finalmente me presenté al examen y saqué una magnífica nota. Además, sin decir que la Obstetricia y la Ginecología sean hoy una especialidad que me resulte para nada apasionante, sí que la veo mucho más interesante de lo que la veía cuando era un estudiante de Medicina.

Esta experiencia que la recuerdo vivamente, aunque hayan pasado más de cuarenta años, me ha hecho pensar mucho a lo largo del tiempo y hoy, con lo que he podido estudiar de la mente humana, tiene al menos para mí una explicación que no encuentro absurda.

UN MOMENTO DE INSPIRACIÓN

Todos nosotros tenemos una inteligencia, una creatividad, una memoria y una capacidad de aprendizaje que son muy, muy superiores a las que experimentamos habitualmente.

Estos recursos internos que todos tenemos solo afloran en esos momentos en los que nos negamos a abandonar, a «tirar la toalla». No es que tiremos la toalla porque seamos blanditos, sino porque tenemos la sensación de que ya no podemos más. Son esos momentos en los que el sueño nos invade, el agotamiento es manifiesto y uno aparentemente ya no da para más. Parece tan lógico entonces abandonar, darse por vencido, dejar de esforzarse. ¿Quién no se retiraría cuando da por cierto que ha hecho todo lo que se podía hacer y que ha logrado todo lo que se podía lograr?

Si nosotros nos ofrecemos una salida para escapar del sufrimiento y del agotamiento, el cerebro nunca buscará una solución. Si hay que tirar de la fuerza de voluntad y de todo lo que se tenga es, precisamente, en esos momentos, en esos instantes de prueba, en esos puntos de inflexión. Si somos capaces de mantener nuestra confianza, determinación y persistencia, y, si no estamos dispuestos a abandonar, algo nuevo e inesperado va a emerger. Van a emerger nuestra inteligencia y nuestra creatividad. Además, y de forma sorprendente, aparecerá una nueva energía que nos permitirá actuar donde antes éramos incapaces de hacerlo.

Es importante recordar que la mente, cuando actúa en nuestra contra, es capaz de bloquearlo todo, desde la energía de la que disponemos hasta la capacidad de entender, aprender y recordar. Nos hace sentirnos perdidos, asustados, impotentes y frustrados. Esta mente disfuncional hace que hallemos con facilidad las razones y justificaciones para salir de ese «infierno» en el que estamos. Al final damos por hecho que hasta aquí hemos llegado y no hay mundo más allá.

Dice la leyenda que cuando Alejandro Magno había conquistado toda Asia Menor y se disponía a avanzar aún más allá, uno de sus generales le conminó a que no prosiguieran. Alejandro, sorprendido, preguntó por qué.

—Porque aquí se acaban los mapas —contestó el general.

Parece ser que la respuesta de Alejandro Magno fue:

—General, los ejércitos mediocres se quedan dentro de los mapas, mientras que los grandes ejércitos exploran lo que hay fuera de ellos.

Efectivamente, Alejandro Magno siguió avanzando y así llegó a la India.

UNA ESTRATEGIA

Una cosa es gestionar correctamente los niveles de energía y buscar episodios de descanso y recuperación, y otra muy distinta es dejarnos dominar por esos archivos mentales que hacen que abandonemos cuando estamos en pos de nuestros sueños.

No veo manera de expandir nuestras mentes si no recuperamos la capacidad de reconducir nuestra vida precisamente en los momentos en los que es más importante hacerlo. Sé por experiencia que no es fácil. Lo que sí sé es que cuando rompemos esos techos que parecen de hormigón y que, sin embargo, son de cristal, algo extraordinario sucede. Lo que también sé es que cuando seguimos adelante a pesar de no poder, acabamos pudiendo.

El crecimiento, la evolución, la mejora, el descubrimiento y el aprendizaje son tesoros que aguardan a los espíritus que no se dejan doblegar, asustar, engañar, empequeñecer.

UN ENTRENAMIENTO

Cuando te encuentres en una de esas situaciones en las que sabes que has de seguir, que has de avanzar, que has de poder, es importante que reconozcas tus sentimientos porque son tu punto de partida. Tal vez te sientas mal, asustado, pequeño, incapaz. Quizás también sientas que no tienes ni la energía que es necesaria para mover un pie. Incluso es posible que notes una gran tensión acumulada en tus músculos. No importa, no pasa nada, ya que lo fundamental no es el punto del que partes, sino tu punto de destino. Ábrete a la posibilidad de que si reúnes todas tus fuerzas, si das un paso más, vas a penetrar en un nuevo espacio mental en el que lo imposible se hace posible. Yo sé lo difícil que resulta, sobre todo si tenemos una escapatoria fácil. Lo que también sé, porque lo he vivido, es lo que emerge cuando no nos damos por vencidos.

UN RECONOCIMIENTO

En la casilla de tu manual de entrenamiento en la que pone «Cuando no puedo es cuando tengo que poder» pon un *tick* (✓) cada vez que no «tires la toalla» y sigas adelante cuando parece que no puedes más. Pon un *tick* cuando cambies los «es que» por «hay que», renunciando así a todas las razones y justificaciones para no seguir.

Cuando hayas conseguido acumular cinco *ticks,* ten un gesto de profundo reconocimiento hacia ti, ya que has superado algo que muy poca gente es capaz de superar. Celébralo de alguna manera porque tus verdaderos recursos están empezando a emerger.

12
¿SE PUEDE BORRAR UNA HUELLA IMBORRABLE?

Las realidades que no se pueden pesar ni medir son más importantes que aquellas que sí se pueden pesar y medir.

UNA METÁFORA PARA PENSAR

Todos sabemos que una huella refleja el paso de algo. Si pisamos el barro, dejamos la huella de nuestro zapato, mostrando que nosotros hemos pasado por ahí. Los cazadores siguen las huellas de sus presas. El agua y el viento dejan su huella en las rocas. Las creencias que hemos absorbido en nuestra cultura y las experiencias que hemos vivido también han dejado su huella en nosotros y se reflejan, seamos conscientes o no, en nuestra forma de pensar, de sentir y de actuar. Cuando miramos en nuestro pasado y nos lamentamos por algo que ocurrió, no solo sentimos eso que pasó, sino también que haya dejado en nosotros semejante huella, semejante marca a lo largo de tantos años. Este tipo de marcas puede condicionar en gran medida la forma de vivir. A veces parece que solo el paso del tiempo puede borrar, aunque sea parcialmente, esa huella que en ocasiones la sentimos como si fuera imborrable.

Una herida en el cuerpo es también una huella, la huella de un traumatismo, sea un corte o una caída. Es verdad que una herida, sobre todo si es de un tamaño importante, al curar deja una cicatriz. Sin embargo, en líneas generales, una cicatriz no duele, aunque se pase la mano sobre ella. No cabe duda de que esa cicatriz, salvo que utilicemos cirugía plástica, tiene un carácter imborrable. No obstante, no representa el mismo tipo de huella que la herida. La cicatriz ahora cuenta una historia distinta: «En un tiempo yo fui una herida que ya ha sanado».

Un momento de inspiración

Muchas personas que han sufrido las atrocidades de las guerras han quedado marcadas con huellas psicológicas muy profundas que se reflejan en lo que se conoce como síndrome de estrés postraumático. Estos seres humanos pueden necesitar un tratamiento psiquiátrico y psicológico largo y profundo para recuperarse parcialmente o incluso totalmente de estas heridas, de estas huellas tan dolorosas. Por todo ello no ha de dejar de sorprendernos la publicación de trabajos clínicos en los que la utilización de dos técnicas llamadas EMDR y el Tapping hayan logrado la sanación de dichas heridas emocionales en tiempos extraordinariamente breves, en algunos casos incluso de tan solo unos poco minutos. Esto es algo que más que sorprender, desconcierta, porque se sale de todas las referencias que tenemos en nuestro entendimiento de la salud y la enfermedad.

Vamos a imaginar, por buscar una posible explicación a algo tan extraño, que en nosotros existieran dos dimensiones, aunque solo podamos percibir una de ellas con nuestros sentidos. Una de esas dimensiones sería la física, la material. En este plano, la herida emocional se manifestaría como cambio en ciertos circuitos cerebrales, sobre todo en lo que conocemos como la amígdala lateral, que es el lugar donde se almacenan los recuerdos con alto componente emocional y que se sitúa en los lóbulos temporales del cerebro. Entendemos que para cambiar estos circuitos, o para que estos fueran de alguna manera bloqueados por otras partes del cerebro como pudiera ser la región orbito-frontal del hemisferio izquierdo del cerebro, haría falta un trata-miento específico y sostenido a lo largo del tiempo.

Abrámonos ahora a la posibilidad de que existiera un segun-do plano, algo que podríamos llamar «la estructura íntima de la realidad». Se trataría de algo mucho más sutil y que definiría-mos como un campo. ¿Y si la herida estuviera también situada en este plano no como una forma física concreta, sino como información? Si esto fuera así, el problema no estaría tanto en el *hardware* —el tejido cerebral con sus circuitos anómalos localizados en la amígdala lateral—, sino en el *software,* ese campo de información que rodea al cuerpo y que, además, lo penetra ampliamente. Mientras el *software* del que hablamos siga suministrando la misma información traumática, el *hardwa-re,* el cerebro físico, mantendrá el tipo de circuitos patológicos que hemos descrito. Si nosotros cambiáramos la información contenida en ese campo por una más saludable, sería posible que la materia, que es la que tiene forma, también cambiara.

Da la impresión de que las técnicas a las que antes me he referido tienen la capacidad de afectar a estos campos de infor-mación cambiando lo que contienen. Si bien estamos intentan-do definir algo bastante escurridizo, este campo de información estaría íntimamente conectado tanto con el cuerpo como con la mente, y con todo aquello que existe en el universo.

UNA ESTRATEGIA

Si todo lo que pensamos, todo lo que sentimos, todo lo que decimos y todo lo que hacemos tuviera un impacto en este plano sutil de la realidad, en ese campo de información, hemos de ser cautos con el tipo de pensamientos que generamos, sentimientos que experimentamos, palabras que usamos y acciones que llevamos a cabo. Si, además, todo lo que nos viene de fuera —el aire que respiramos, la comida que ingerimos, el ejercicio que hacemos, los comentarios que escuchamos, los sitios donde estamos y las personas de las que nos rodeamos— tuviera un impacto, aunque no fuéramos conscientes de ello, en ese plano más íntimo y sutil de la realidad tendría sentido que estuviéramos un poco más atentos a lo que entra por nuestros ojos, por nuestros oídos, por nuestra boca, por nuestra nariz y por nuestra piel. No se trataría en ningún caso de vivir obsesionados, sino de estar lo suficientemente despiertos como para escoger la mejor alternativa de las que hubiera.

UN ENTRENAMIENTO

En este caso tu entrenamiento se va a basar en ser un poco más consciente de tu medio interno y del medio externo en el que te desenvuelves. Si te ves teniendo pensamientos que generan sentimientos de frustración, ira, celos, envidia, orgullo, avaricia, desesperanza o impotencia, sé consciente de la manera en la que esos pensamientos están afectando a esa dimensión más sutil de la realidad. Lo mismo te diría si tienes ganas de criticar a alguien o insultarle. Sé que a veces puede resultar apetecible y, sin embargo, no es la mejor opción. No buscamos la vía más fácil, sino la más inteligente.

Si no te fijas en lo que comes y te inflas con productos llenos de conservantes, sé consciente de que esto podría tener un impacto tanto en tu cuerpo físico como también en ese plano más sutil. Lo mismo si te dejas rodear por personas que se pasan todo el día juzgando, criticando, condenando o ejerciendo el papel de víctimas. Lo que ellos emiten y tú absorbes no te va a ayudar para vivir una vida más sana, productiva y feliz.

Un reconocimiento

En la casilla de tu manual de entrenamiento en la que pone «Estoy protegiendo y mejorando mi campo sutil» pon un *tick* (✓) cada vez que hayas cambiado un pensamiento, un sentimiento, un comentario o una acción desde el «lado oscuro de la fuerza» al lado «luminoso». Pon también un *tick* cada vez que hayas logrado comer más sano, te hayas alejado de entornos tóxicos, hayas movido más el cuerpo y te hayas acercado un poco más a la naturaleza.

En tu diario solo has de poner los cambios positivos que estás experimentando en tu vida, y esto es algo muy importante. Estamos generando un refuerzo positivo de ciertas prácticas para que vayas verificando cómo cosas sencillas, aunque no fáciles, tienen un potencial transformador en tu vida, mejorándola en todos sus aspectos.

Cuando hayas conseguido acumular diez *ticks,* ten un gesto de reconocimiento hacia ti, algo sencillo, pero que sirva de refuerzo a tu voluntad y compromiso por superarte.

13
DONDE HAY ENTERRADO UN GRAN TESORO

No te fijes en la incomodidad, fíjate en la oportunidad.

UNA HISTORIA DE SUEÑOS SIN CUMPLIR

En una ocasión visité una abadía. El abad, un hombre alto, delgado y ocurrente, empezó a contarme cómo era la vida allí.

En un momento de la visita, aquel monje me señaló un hueco en una pequeña superficie de hierba.

—Esa es mi tumba —me dijo—. No sabes, Mario, cómo te cambia la perspectiva cuando todos los días pasas delante de ese agujero.

Yo creo que los cementerios contienen fabulosas riquezas. Ahí están los restos de muchas personas que tuvieron excepcionales ideas y pensaron en magníficos proyectos. Sin embargo, muchas de esas personas nunca llegaron a hacer realidad sus sueños. En algunas ocasiones la muerte les visitó demasiado temprano. En otras, aunque les hubiera visitado mucho más tarde, nada hubiera cambiado. ¿Por qué a veces nos morimos sin haber hecho sonar nuestra música? ¿Qué es lo que hace que grandes ideas e iniciativas nunca vean la luz? ¿Hay algo más allá de los obstáculos y dificultades externas con las que esas personas se encontraron que hubiera impedido que tanto talento y tan extraordinario potencial llegara a florecer?

Un momento de inspiración

Una de las cosas que claramente separa a aquellos que han hecho sus sueños realidad de los que no lo han logrado es que no tiraron la toalla, que no abandonaron. Todas las personas encontramos obstáculos, incomodidades, imprevistos y dificultades en nuestras vidas, aunque no todas respondemos ante ellos de la misma manera. Es poco frecuente que alguien que tropiece con uno de tales obstáculos encuentre de forma inmediata cómo hacerle frente de manera efectiva. Sin embargo, hay quien de inmediato se frustra y abandona y hay quien persiste hasta encontrar un camino.

Hay una leyenda zen que nos ilustra muy bien esto. Había un rey que gobernaba un país en el que los habitantes se habían hecho blandos y perezosos. Insatisfecho ante dicha situación, el monarca quiso darles una lección. Quería de alguna manera inspirarles para que recuperaran su afán de superación y salieran de ese estado de apatía en el que se encontraban. Para ello tenía que hacer algo que les llevara a reaccionar y a despertar de esa especie de letargo en el que vivían. Aprovechando que había un concurso de tiro con arco fuera de la ciudad, y que todos los habitantes habían ido a competir o a acompañar a los participantes, el rey ordenó a su guardia que colocara una enorme piedra en el camino que llevaba a la ciudad. La piedra era tan grande que bloqueaba por completo el camino, impidiendo que los habitantes pudieran volver a sus casas, ya que el camino discurría entre dos acantilados. El rey se escondió en un lugar estratégico para observar las reacciones de sus súbditos cuando se encontraran con aquella enorme piedra. Lo lógico, pensó el rey, era que buscaran entre todos alguna forma de retirarla del camino. Sin embargo, no fue así. Uno tras otro al verla se retiraron apesadumbrados. Es cierto que unos pocos intentaron empujarla, pero al ver que no podían moverla se fueron abatidos. Hubo algunos que incluso empezaron a maldecir al rey y al Gobierno por no resolver semejante problema.

Habían pasado varios días cuando un caminante que iba a la ciudad se encontró con aquella piedra y, viendo que no la podía mover con su propia fuerza por más que lo hubo intentado, se puso a reflexionar. De repente algo se le ocurrió y se puso en marcha hacia un bosque que había visto al pasar. Allí encontró lo que buscaba, y con su espada cortó una rama recta y gruesa. De vuelta al lugar donde estaba la roca y utilizando la rama como palanca, a base de tiempo y esfuerzo, consiguió desplazarla y hacerla rodar por uno de los acantilados.

Bajo la piedra aquel caminante encontró una bolsa con monedas de oro y una carta del rey. El mensaje de su majestad era escueto: «Todo obstáculo en el camino nos invita a persistir para descubrir una oportunidad allí donde parece que solo hay un problema».

Nosotros podemos ir por la vida con dos tipos de mentalidad, una rígida y otra abierta. Las personas que tienen una mentalidad rígida en realidad no creen en su capacidad para hacer frente a los obstáculos y las dificultades. Si no ven una solución inmediata, se ponen tensas, se enfurecen, empiezan a culpar a otros o sencillamente abandonan. No tiene esto nada que ver con una supuesta falta de capacidades reales, sino con la falta de confianza en sí mismas y en sus posibilidades. Por eso cada vez su vida se va haciendo más limitada, porque solo quieren estar tranquilas y que no aparezcan imprevistos en ella. Hay, sin embargo, otras personas que teniendo incluso menos talento, resuelven mucho mejor los desafíos porque al igual que el caminante de nuestra fábula no abandonan.

Recordemos que si al cerebro humano le damos una salida fácil por nuestra incapacidad de soportar la presión, él jamás se esforzará en buscar una solución. Si somos capaces de aguantar la presión, si no tiramos la toalla y probamos uno y otro camino para resolver una determinada situación, el cerebro pondrá en juego su inteligencia y su creatividad para que descubramos el camino que estaba oculto.

Tener fe en que debajo de la piedra vamos a encontrar las monedas de oro hace que acometamos las dificultades del camino de otra manera. Una mentalidad abierta sabe que necesita de estos obstáculos y dificultades para entrenar competencias esenciales para crecer, mejorar y superarse como persona. Por eso mantiene su entusiasmo y su confianza, y no se deja intimidar por el tamaño aparente del obstáculo.

UNA ESTRATEGIA

Cuando te encuentres con un obstáculo, con una desilusión, con una dificultad en el camino, acepta la situación y acepta los sentimientos que desencadene esa situación. Sin embargo, no te dejes arrastrar por ella. Posiciónate inmediatamente en el convencimiento de que existe una solución y que antes o después tú, solo o acompañado, la vas a encontrar.

Para que se active tu inteligencia y tu creatividad necesitas tener ante el obstáculo una presencia plena. No se puede tener una presencia plena si muestras aversión hacia eso que ha aparecido en tu camino. Has de verlo como una extraordinaria oportunidad y, por consiguiente, en lugar de intentar escapar de ello, has de hacer lo contrario: abrazarte a ello. Cuando esto sucede, cuando uno es capaz de ver la lección necesaria escondida en la prueba incómoda, es cuando uno puede empezar a desplegar sus verdaderos talentos.

El tema verdaderamente importante no es si tienes o no la capacidad para hacer frente al obstáculo, sino si puedes tener una actitud que te haga relacionarte con el obstáculo como uno se relacionaría si se encontrara con la gran oportunidad de su vida. Eso es lo más difícil porque es lo que menos sentido común aparentemente tiene.

Hoy se sabe que el máximo rendimiento en cualquier tarea tiene una relación directa con cómo nos estamos relacionando con dicha tarea. Quien la ve como algo complejo e incómodo huye de cualquier relación estrecha. Quien la ve como una oportunidad «disfrazada en ropas de trabajo», lo que quiere es justo lo contrario, estrechar la relación.

Recordemos que quien ha encontrado un qué y un por qué antes o después acaba encontrando un cómo. Así funciona el cerebro humano. Por eso es importante saber revertir esa tendencia mental a huir de lo incómodo cuando ahí precisamente puede estar una oportunidad que pocos pueden reconocer como tal.

Un entrenamiento

Vive cada cosa que te pase como una oportunidad para descubrir algo valioso, para aprender algo que es necesario en tu proceso de crecimiento y evolución. Y si aparecen cosas incómodas, que lo que más pese en ti no sea huir de la incomodidad, sino buscar en ellas la oportunidad.

Un reconocimiento

En la casilla de tu manual de entrenamiento en la que pone «Superando los obstáculos del camino» pon un *tick* (✓) cada vez que hayas hecho un esfuerzo serio para ver el obstáculo, la dificultad, la prueba, desde una perspectiva más positiva. Cuando hayas acumulado diez, ten un gesto de reconocimiento y celebración. Cualquier avance que hagas en este sentido va a empezar a cambiar el tipo de cosas que te ocurren en la vida.

Después de haber aprendido una lección, aunque haya resultado duro dicho aprendizaje, ya no es necesario pasar por la misma lección; y si por alguna razón tuviéramos que enfrentarnos a la misma prueba y volver a pasar por ella, ten por cierto que eso sucedería para que otras personas se sintieran inspiradas por tu ejemplo de superación.

14
¡NO TE LO PIENSES Y VE A POR ELLO!

La oportunidad la pintan calva con un pelo para agarrarla.

UNA HISTORIA CAPAZ DE CAMBIAR UNA VIDA

Hace unos años ocurrió en Estados Unidos algo que da que pensar. Es una historia sencilla y que, sin embargo, creo que está llena de enseñanzas. Se trataba de un gran encuentro literario al que acudían muchos autores para presentar sus obras. Entre esos autores había algunos de gran éxito y otros que, siendo desconocidos, tenían la ilusión de que alguien se acercara a su mesa para interesarse por su obra. Entre estos escritores completamente desconocidos se encontraba un hombre que había publicado su primer libro, un relato navideño. El escritor esperó pacientemente a que alguien se acercara a la mesa donde se encontraba él junto a algunas cajas con sus libros. Si bien es cierto que en aquella gran sala había muchas personas, este buen hombre estaba pasando bastante desapercibido. Entonces sucedió algo curioso y es que el público empezó a desaparecer de la sala. Sorprendido, el escritor preguntó a uno de los encargados de aquel lugar si tenía alguna idea de adónde se estaba yendo la gente.

—Están yendo a la firma de libros de los grandes autores, los que más libros vendieron el año pasado —contestó el encargado.

Llevado por la curiosidad, nuestro escritor fue a la sala donde se suponía que estaban los escritores más exitosos. Efectivamente, en aquel amplio lugar había gran cantidad de público y cuatro mesas. Tres de las mesas estaban ocupadas por tres escritores con sus correspondientes obras. La cuarta estaba sorprendentemente vacía.

Nuestro escritor sintió un nudo en el estómago, pero también vio la oportunidad y se lanzó a aprovecharla. Ni corto ni perezoso se sentó en la silla que había junto a la mesa vacía. La persona encargada de la firma de libros vio lo que había sucedido y se acercó hacia aquel hombre. Nuestro escritor sintió como si se abriera el suelo bajo sus pies. Casi imploró que la tierra «se lo tragara» para no tener que pasar un rato de semejante vergüenza. La encargada se paró delante de él mientras el escritor la miraba con gesto suplicante. Algo se conmovió en el corazón de aquella mujer y le preguntó:

—¿Cómo se llama usted y dónde están sus libros?

Al poco tiempo y sobre su mesa estaban ejemplares de su obra. Probablemente muy pocos de los asistentes se percataron de lo que allí había pasado.

Como el libro debía de ser bastante bueno y la prensa estaba presente, aquella obra literaria poco a poco fue siendo conocida y apreciada. Curiosamente, aquel escritor fue invitado el año siguiente a firmar libros en la misma sala donde el año anterior se hubo colado.

· El escritor, ahora famoso, viendo que la responsable del acto de firma con los autores era la misma mujer, se acercó a saludarla.

—¿Se acuerda usted de mí? —preguntó el escritor.

—¡Cómo olvidarle! —contestó la mujer.

—¿Por qué me dejó usted seguir en aquel lugar cuando sabía que no me correspondía?

—Pues mire, no sé por qué se había colocado una mesa de firmas de más, y cuando vi que usted, a quien yo no conocía de nada, se fue a una de ellas, pensé decirle que se marchara. Sin embargo, fui consciente del valor que le había echado sabiendo que lo más probable es que le «invitaran» a irse. Por eso decidí ayudarle. Hoy está aquí por sus propios méritos y yo, francamente, me alegro.

UN MOMENTO DE INSPIRACIÓN

En nuestro lenguaje castizo se dice que «la oportunidad la pintan calva con un pelo para agarrarla». Las mejores oportunidades suelen aparecer en los momentos y en los lugares más inesperados. Hay muchas personas que no ven la oportunidad; sencillamente, no son conscientes de su existencia. Son una auténtica excepción quienes la ven y se lanzan a por ella como fue el caso de nuestro escritor. Por alguna razón alguien de la organización se equivocó y puso una cuarta mesa de firma de libros cuando tenía que haber tan solo tres. Entre el público asistente seguro que había muchos escritores. Solo uno vio la oportunidad y, además, la aprovechó. Sin duda que se arriesgó haciendo lo que hizo. No olvidemos que la sensación de vergüenza es una de las más difíciles de sobrellevar, ya que es quedar expuesto, desnudo frente a los demás. De ahí la expresión «me morí de vergüenza».

En la vida nadie nos da seguridades, lo que sí podemos es maximizar las oportunidades, y para eso tenemos que estar atentos a las que aparezcan y saber aprovecharlas. Ahí es donde surge la magia.

Una estrategia

Observa y estate atento para descubrir cualquier oportunidad que se abra y que esté alineada con tus sueños. Mientras no hagas daño a nadie, aprovéchala y da un paso decidido adelante. En muchas ocasiones es mejor decir lo siento que pedir permiso. Corres un riesgo sí, pero no suele haber oportunidad sin riesgo. No escuches a esa voz interior que te dice que esa oportunidad, que ese sitio, no es para ti, que no eres lo suficientemente importante, bueno, capaz, válido. No escuches a quien te quiere convencer de que no eres lo suficientemente grande para colocarte en ese lugar. Que los demás no se atrevan no tiene por qué implicar que tú tampoco lo hagas. Coge aire, respira despacio, decide y actúa. Si te pones a pensar en los pros y en los contras, o la oportunidad volará, o alguien que no eres tú la aprovechará.

Todos estamos llenos de limitaciones mentales que nos explican, que nos justifican por qué no podemos tener grandes aspiraciones. No hablo de delirios de grandeza, sino de sanas aspiraciones para progresar, mejorar, evolucionar. El mayor obstáculo está siempre dentro de nosotros mismos. Actúa con naturalidad y con una sonrisa. Da un paso adelante, piensa en grande y, si las cosas no salen como te gustarían, eso no quiere decir que hayas hecho algo incorrecto. Lo que quiere decir es que has tenido el valor, el coraje, la decisión, las agallas, de apostar por ti.

Rockefeller decía que en la vida había dos tipos de personas que nunca llegarían a triunfar: las que no hacen nada de lo que se les dice y las que solo hacen lo que se les dice. Creo que muchas personas tomamos un papel demasiado sumiso en nuestras vidas y esperamos a que alguien nos dé el permiso para probar cosas nuevas, para intentar otros abordajes, para encontrar nuevos caminos. Creo que debemos ser mucho más proactivos, más audaces, más intrépidos. El conformismo no hace bien a nadie, aunque resulte muy conveniente para algunos. No suele gustarnos el que destaca, el que saca la cabeza, el que sobresale. No es solo un tema de la tan comentada envidia, es que nos hace ser más conscientes de nuestra inercia, de nuestra falta de ímpetu, de nuestra falta de empuje, y este caer en la cuenta suele ser todo menos cómodo.

Un entrenamiento

Estate atento, no vivas adormecido. Si observas, podrás detectar cualquier oportunidad que esté alineada con tus intereses. Deja a la realidad y no a tu mente decidir lo que es posible y lo que no. Da un paso adelante con convicción, aunque sientas como nuestro escritor ese nudo en el estómago.

El mundo no es de los pasivos, sino de los decididos. El mundo no es de los que justifican por qué no alcanzaron sus sueños, sino de aquellos que no permiten que ninguna justificación les aleje de ellos. Sé que no es fácil, ya que si lo fuera lo haría todo el mundo. Es difícil, muy difícil, por eso no lo hace casi nadie, y por eso quien lo hace consigue lo que parece inimaginable.

Este entrenamiento nos obliga a traspasar la barrera del terror, a superar los límites que la mente nos quiere imponer. El entrenamiento tiene tres fases: la búsqueda constantemente de la oportunidad, el descubrimiento y el lanzarse a por ella.

Un reconocimiento

En la casilla de tu manual de entrenamiento en la que pone «¡He visto una oportunidad y he ido a por ella!» pon un *tick* (✓) cada vez que hayas seguido estas tres fases. Recuerda que constantemente aparecen oportunidades para aprender, para ayudar a otras personas, para conocer, para descubrir, para avanzar, para mejorar, para contribuir. Recuerda también que hay toda una parte de tu sistema nervioso, el sistema reticular activador ascendente, que te ayudará a descubrir cualquier oportunidad que esté alineada con tus intereses.

Cuando hayas acumulado cinco *ticks,* ten un gesto de reconocimiento y celebración. La capacidad de localizar las oportunidades y aprovecharlas es uno de los rasgos que más diferencian a unas personas de otras. Por eso todo lo que vayas incorporando a tu vida en este sentido te irá convirtiendo en una persona más decidida y capaz.

TRES SUPERPODERES PARA POTENCIAR TU FELICIDAD

Cuando hablamos de felicidad nos referimos a la dimensión más sutil y profunda de la experiencia humana. Una profunda dicha interior y una inamovible paz interior son el regalo no ya del bienestar, sino de la felicidad. La felicidad se hace más presente en nuestra vida cuando desarrollamos la compasión, la sabiduría y la gratitud. Las tres están profundamente interconectadas y se potencian mutuamente en la persona feliz.

15
¿SE PUEDE MEDIR LA FELICIDAD?

El regalo de un país pequeño en tamaño y enorme en espíritu.

UNA HISTORIA NADA COMÚN

Si la felicidad es importante, ¿cómo la puedo medir? Esta es la pregunta que se hizo hace ya algunas décadas el cuarto rey de Bután, Jigme Singye Wangchuck, llamado a tomar el lugar de su padre con tan solo diecisiete años de edad.

El Rey Dragón sabía que su reino situado en los Himalayas llevaba demasiado tiempo aislado del resto del mundo. Él quería modernizar su país, pero no hacerlo de cualquier forma.

Jigme Singye Wangchuck había visto en sus diversos viajes fuera de Bután los efectos beneficiosos del desarrollo material del que disfrutaban muchos países. Sin embargo, también observó cosas que no le gustaban y que se reflejaban en una marcada insatisfacción con la vida en muchos de los habitantes de esos países tan desarrollados.

El cuarto rey de Bután se preguntó cómo medían todos estos países su progreso y se dio cuenta de que lo hacían exclusivamente según el GDP *(Gross Domestic Product)*. Lo que sin duda le resultó de lo más sorprendente fue observar que el GDP también aumentaba con las guerras, la utilización de medicamentos —entre ellos ansiolíticos y antidepresivos— y el consumo masivo de productos sin tener para nada en cuenta los recursos limitados del planeta. No hemos de olvidar que el respeto que los habitantes de Bután sienten por la naturaleza es impresionante. Como simple dato diré que el 60 por 100 del bosque está protegido por su Carta Magna. Tampoco se puede cazar en todo el país y hay solamente unas zonas muy limitadas donde está autorizada la pesca.

Fue después de comprender que el tipo de desarrollo que quería para su país era diferente al que habían logrado los países aparentemente más desarrollados, cuando creó un nuevo concepto al que denominó GNH *(Gross National Happiness)*. Se trataba de una nueva forma de medir el progreso de las naciones. El GDP era, sin duda, muy importante, pero era claramente insuficiente para medir la felicidad real de los habitantes de cualquier país. Para el cuarto rey el Gobierno y las leyes de Bután tenían que favorecer que las personas se sintieran felices. No «obligarlas» a ser felices, pero sí crear un entorno que lo hiciera más factible.

Sin duda, el bienestar económico era imprescindible y, sin embargo, por sí solo se quedaba corto. ¿Cuáles eran los otros factores que las personas asociamos a ese concepto tan escurridizo que es la felicidad? Para contestar a esta pregunta el Rey Dragón emprendió su propia exploración, su propio trabajo de campo para averiguarlo, hablando directamente con sus habitantes. El rey les iba a preguntar qué era lo que ellos consideraban necesario para sentirse felices. Movido por semejante misión, viajó a múltiples regiones de su país, un país tremendamente escarpado y donde no hay trenes, para saber cómo él y su Gobierno podían hacer más fácil y asequible que sus habitantes experimentaran un estado de felicidad.

Lo que este rey tan extraordinario descubrió es que los habitantes de Bután consideraban que había nueve elementos que ellos asociaban claramente con la experiencia de felicidad. El orden no es de prioridades, ya que todos tienen su importancia.

1. *Economía*

Una situación económica lo suficientemente desahogada como para tener sus necesidades fundamentales cubiertas. Es cierto que en Bután se ve gente que vive de una forma muy sencilla, lo que no se ve es ni mendicidad ni miseria como sí que se ve en sus países vecinos como son la India y Nepal.

2. *Educación*

Si bien la visión del cuarto rey no está completa, sino en pleno desarrollo, cada vez es mayor el número de escuelas privadas y públicas donde el concepto de la felicidad está arraigando con mayor fuerza.

Yo mismo visité en la capital, Timbu, una escuela feliz. En este tipo de entornos no solo importa que el alumno aprenda, sino también que se sienta querido, valorado, apoyado. Hoy en día todo el mundo en Bután tiene acceso a la educación de forma gratuita.

3. *Protección de la naturaleza*

Para los butaneses, la naturaleza no es algo de lo que se pueda disponer a nuestro antojo, sino que el ser humano, aunque no sea consciente de ello, tiene una profunda interconexión con ella.

Bután es un país con huella de carbono negativa, es decir, que no solo no contamina el aire, sino que limpia parcialmente el que contaminan países vecinos como pueden ser Nepal o la India.

Fue precioso vivir una ceremonia budista en la que los monjes pedían ayuda a los «espíritus de la naturaleza» para que nos protegieran durante un recorrido que íbamos a hacer por el corazón de los Himalayas. No cabe duda de que los habitantes de Bután, al igual que los indios nativos de Norteamérica o de otros lugares del mundo, han visto en la naturaleza a una madre y no una simple fuente de recursos.

4. El valor de la comunidad

Es difícil que en Bután alguien se sienta solo. Hay personas que solo encuentran trabajo como guías en las épocas de mayor afluencia turística, pero están tranquilos porque saben que no pasarán necesidad durante el resto del año. Ellos conocen que su situación no es indiferente para aquellos que les rodean. Este es un factor que se ha demostrado que tiene una extraordinaria importancia, por ejemplo, en la longevidad. El ser humano es un ser de encuentro y eso es algo que está impreso en nuestra propia biología.

5. Salud

Saber que si tienes un problema médico no vas a estar solo para hacerle frente da sosiego y confianza. En Bután existe la medicina tradicional o alopática y la medicina tradicional tibetana que utiliza remedios naturales y otros abordajes para tratar las enfermedades.

Hoy la medicina integrativa, que combina lo mejor de los dos mundos, el occidental y el oriental, está teniendo cada vez una mayor presencia en centros médicos de países altamente desarrollados.

6. Bienestar psicológico

La percepción subjetiva de que se tienen más sentimientos positivos que negativos es algo que claramente muchas personas asocian con la felicidad.

Me sorprendió el sentido de gratitud que tenían los habitantes de una humilde granja en Haa, en el noroeste de Bután y separada del Tíbet —actualmente China— por tan solo unas montañas. Aquel matrimonio de granjeros, dueños de aquella pequeña granja, manifestaban una enorme gratitud hacia la naturaleza, sus vecinos y sus reyes.

El sentido de gratitud es algo que hace que se desvanezca la frustración y el miedo. Además, regula los niveles de azúcar en sangre y la tensión arterial. La persona agradecida es normalmente una persona amable y positiva.

7. El valor de la tradición

En Bután se cuida y se celebra todo aquello en lo que se ha cimentado su cultura. El budismo llegó en el siglo VIII al país procedente del Tíbet y de la mano de un maestro extraordinariamente venerado en Bután, el gurú Rinpoche. Los dos elementos esenciales de su enseñanza eran la sabiduría y la compasión. La sabiduría se representa con una campana y la compasión, con un cetro. Esta tradición queda bellamente reflejada en los festivales en los que los danzantes se disfrazan con máscaras de madera maravillosamente decoradas y que representan los personajes fundamentales del budismo tibetano. Comparemos esto con Europa, donde con tanta facilidad nos estamos olvidando de las raíces cristianas sobre las que se asienta nuestra cultura.

8. *Tiempo libre*

Los butaneses no consideran que sea fácil experimentar la felicidad si no hay un balance adecuado entre el tiempo dedicado a trabajar y el tiempo dedicado a estar con los amigos, la familia o practicando alguna actividad lúdica como puede ser el tiro con arco o con dardos.

9. *Buena gobernanza*

Todos en Bután, como en el resto del mundo, saben que las personas que ostentan el poder, que llevan a cabo los acuerdos internacionales, que promueven las leyes y que dictan las normas tienen una gran responsabilidad, ya que sus decisiones afectan en gran medida a toda la población. Un liderazgo basado en el servicio se convierte así en algo que consideran esencial. ¿Nos imaginamos lo que sería que ciertos Gobiernos se enfocaran más en servir a la población que en servirse de la población para sus propios fines?

Bután tiene sus propios desafíos. Ni todo el mundo sonríe ni todo el mundo es feliz. Sin embargo, tienen algo que ningún otro país en el mundo parece tener y es una visión, un objetivo, una ilusión por alcanzar. Esto es lo que sorprendió al mundo cuando en septiembre de 2011 el anterior primer ministro de Bután, Jigme Y. Thinley, presentó ante la Asamblea General de las Naciones Unidas dicha visión, instando a todos los Gobiernos presentes a que ampliaran su concepto de progreso y no lo basaran solo en el GDP. Esto tiene si cabe hoy mayor vigencia cuando sabemos la gravedad del cambio climático y la importancia de no consumir más recursos de los que nuestro bello planeta puede ofrecernos.

Para muchos, el sueño de Bután es imposible de alcanzar y tal vez sea así. Sin embargo, soy de los que pienso que es mucho mejor morirse sin haber alcanzado tu estrella que haber vivido sin tener ninguna estrella que alcanzar.

UN MOMENTO DE INSPIRACIÓN

Todos sabemos que cuando algo nos interesa mucho empezamos a verlo por todas partes. Quien se ha roto un brazo, lleva una escayola y no quiere llamar mucho la atención, empieza a ver a otros que llevan escayolas. El sistema reticular activador ascendente situado en el tronco del cerebro se encarga de buscar eso que nos interesa. Muchas personas saben perfectamente lo que no quieren y por eso no paran de encontrarse con ello. Pocos saben de verdad lo que quieren, lo visualizan y hasta llegan a sentirlo. Es de esta manera cómo sin darse cuenta empiezan a encontrar el camino para que eso que les interesa empiece a manifestarse en su vida.

Bután tiene una visión, algo concreto en lo que pone su atención. No es un simple concepto, una idea, sino que es algo mucho más profundo y que está poco a poco transformando a todo un país. Sí, es un país de tan solo setecientos mil habitantes, pero es un país que no ha permitido que el ser pequeño le impida pensar en grande.

Tener una visión que nos inspire es clave para hacerla realidad. Una visión así moviliza una enorme cantidad de energía y puede aflorar en nosotros recursos insospechados. No concibo una visión más bonita que aquella que nos ayuda a mejorarnos y a mejorar este mundo en el que vivimos. Una persona feliz irradia energía positiva y su entusiasmo es contagioso. Por eso creo que a pesar de todas las dificultades con las que nos encontremos es importante que sigamos apostando por una visión positiva de la vida.

Para mí lo extraordinario de la visión de Bután no estriba solo en el hecho de que es la visión de todo un país en su conjunto, sino que, además, integra de una forma muy hábil conceptos que tienen que ver con la salud, con el bienestar y con la felicidad. Por eso este capítulo puede ser un buen puente entre las dos partes que hemos visto con relación a la salud y el bienestar, y esta que ahora comenzamos, en relación con la felicidad.

UNA ESTRATEGIA

Toma en consideración los nueve dominios sobre los que se sustenta el concepto de felicidad en Bután y presta atención a cómo están de equilibrados en tu vida. Por eso te sugiero nueve preguntas con relación a estos dominios:

1. ¿Tienes una situación económica lo suficientemente desahogada para no vivir angustiado por la falta de dinero?
2. ¿Percibes que puedes acceder a una educación de calidad?
3. ¿Tratas a la naturaleza como si fuera parte de ti o te es indiferente lo que le pase?
4. ¿Tienes familiares, amigos, compañeros de trabajo, que sabes que te aprecian y que no te dejarán solo en momentos de dificultad?
5. ¿Cuidas de tu salud y te sientes protegido por las instituciones sanitarias del país en el que vives?
6. ¿Cómo te sientes habitualmente, cuál es tu «clima interno»?
7. ¿Valoras tus tradiciones culturales y las haces valer o sencillamente te dejas llevar por lo que está de moda?
8. ¿Tienes suficiente tiempo para cuidarte y para cuidar a aquellos que más relevancia tienen en tu vida y hacia los que tienes una mayor responsabilidad?
9. ¿Existe en tu familia y en tu empresa un liderazgo que favorezca que los miembros que las constituyen sientan que se les quiere, que se les valora, que se cree en ellos, que se les desafía para que mejoren, que se les apoya y que se les acompaña en momentos de dificultad?

UN ENTRENAMIENTO

El entrenamiento aquí va consistir en que pongas especial énfasis en mejorar cualquiera de los nueve dominios.

1. Organízate en lo posible un plan de ahorro, controla lo que gastas, no vivas por encima de tus posibilidades y

busca maneras de aumentar tus ingresos para que el dinero no sea un motivo de angustia en tu vida.

2. Infórmate de las ofertas educativas a las que puedes acceder. Hay múltiples cursos gratuitos en internet que los imparten algunas de las mejores instituciones educativas del mundo. No dejes de formarte.

3. Sé respetuoso con la naturaleza, no tires basura y ayuda a recoger la que encuentres. No consumas más de lo que necesitas.

4. Haz más vida social con aquellas personas que sabes que te quieren, haz planes, diviértete con ellos.

5. Vigila lo que comes, recuerda el valor de la dieta mediterránea. Camina más y aprende a buscar momentos para recuperarte, para renovarte. Toma más el sol y procura dormir siete u ocho horas al día.

6. No luches contra tus sentimientos negativos porque los reforzarás. Elige enfocarte una y otra vez en lo positivo hasta que sea un proceso automático. Utiliza las estrategias que aprendimos en la sección sobre el bienestar para que te sientas cada día más sereno, alegre, entusiasta y confiado.

7. Aprecia la literatura, el teatro, el arte, las celebraciones religiosas o laicas que representan aspectos esenciales de tu país o de tu comunidad.

8. Convierte en una prioridad diaria hacer algo para cuidarte, desde un poco de ejercicio físico hasta unos minutos de meditación. Pasa también algo de tiempo cada día con tu pareja, con tus hijos, con tus compañeros. Hazles sentir que ellos te importan.

9. Puedes hoy empezar a hacer algo para mejorar tu liderazgo. Ten un gesto de valoración, de confianza, de apoyo con tus familiares, tus amigos y tus compañeros de trabajo.

Un reconocimiento

En la casilla de tu manual de entrenamiento en la que pone «Yo soy parte de una visión GNH» pon un *tick* (✓) cada vez que hayas emprendido cualquier acción que haya tenido un impacto positivo en alguno de los nueve dominios. Cuando hayas conseguido acumular veinte, ten un gesto de reconocimiento hacia ti, algo sencillo, pero que sirva de refuerzo a tu voluntad y compromiso por superarte.

16
QUE NADA NOS ENVENENE EL ALMA

Ojo con eso que en principio solo uno ve,
pero que antes o después todos lo acaban viendo.

UN RELATO BUDISTA

Cuando Buda en sus enseñanzas hablaba de cómo ciertos venenos nos enfermaban, ponía este ejemplo. Imagínate que alguien te dispara una flecha envenenada, ¿perderías el tiempo pensando en quién te la disparó o por qué te la disparó? ¿Perderías el tiempo reflexionando sobre la forma del arco y la flecha o sobre las características del veneno que la impregnaba? No, si quieres vivir. Lo que has de hacer es reconocer la existencia de ese veneno en tu cuerpo, impedir que se extienda y sacártelo lo antes posible.

UN MOMENTO DE INSPIRACIÓN

Hay venenos que pueden circular dentro de nosotros y que son capaces de enfermar los cuerpos, las mentes y las almas. En algunas personas se han extendido ampliamente, mientras que otras han conseguido extraérselos casi por completo. Son venenos sutiles porque se resisten a la percepción de nuestros sentidos y, sin embargo, todos, de una manera u otra, sentimos cuando circulan por nuestro interior. Estos venenos son:

La ignorancia

La ignorancia quiere decir que no se sabe que no se sabe.

La ira

La ira es una reacción violenta del pensamiento, la palabra o la acción que pretende hacer daño a alguien que consideramos que nos ha ofendido o que nos ha tratado con injusticia.

El miedo

El miedo es una reacción ante una amenaza real o imaginaria, en el presente o en el futuro, y también una reacción ante una posible pérdida de algo que se considera valioso, bien ocurra en el presente o en el futuro.

La avaricia

La avaricia es la obsesión por acumular más y más, creyendo que se vive en un universo escaso.

El orgullo

El orgullo es creer que uno solo puede con todo, que no tiene nada nuevo que aprender, nada que reconocer, nada por lo que disculparse, nada que agradecer o ninguna ayuda que pedir.

Los celos

Los celos es el sentir que alguien tiene o está obteniendo lo que nos correspondería a nosotros, no reconociendo en la otra persona ningún aspecto que la haga merecedora de ello. No se ve lo que otros han alcanzado como resultado de sus propios esfuerzos y de sus propios méritos. Por eso los celos nos impiden aprender del éxito de los demás.

En este sentido hay una pequeña historia que lo refleja con especial crudeza. Una mujer envidiaba enormemente a su vecina porque ella tenía mejor coche, mejor casa y unos chicos que sacaban mejores notas. Además, veía lo bien que vestía y la cantidad de amigos que tenía. Un día, esta mujer se dio de bruces con un genio que sin que ella lo supiera quería ponerla a prueba.

—Hoy es tu día de suerte, ya que te daré todo lo que me pidas.

Aquella mujer se llenó de entusiasmo. Por fin podría pedir sin límites y tener más, mucho más que su vecina.

—Muchísimas gracias, querido genio, no sabes cómo te lo agradezco y lo feliz que me haces. Pues bien, yo quiero…

La mujer no pudo continuar porque el genio la interrumpió:

—Perdona, es que se me ha olvidado decirte algo; y es que de lo que tú recibas tu vecina recibirá el doble.

El rostro de la mujer cambió y después de reflexionar dijo:

—Genio, si de lo que yo te pida tú le darás el doble a mi vecina, entonces déjame tuerta y así ella quedará ciega.

Así de absurda es la envidia.

Una estrategia

Cuando reconozcas en ti la presencia de alguno de estos venenos, no niegues su existencia ni pierdas el tiempo pensando en quién te lo introdujo, cuándo o por qué lo hizo. Recuerda las enseñanzas de Buda y simplemente reconoce su presencia en ti y no pierdas el tiempo juzgándote o criticándote. Tampoco permitas que los sentimientos de culpa o de vergüenza se adueñen de ti.

Observa esos sentimientos generados por los venenos con curiosidad e interés. A partir de este momento supéralos siguiendo esta estrategia:

— La ignorancia se supera con humildad, información y comprensión, y para eso hay que dejarse enseñar. Por eso, para emprender el camino de la sabiduría, hay que preguntar, escuchar, recapacitar, probar, equivocarse, aprender y mejorar.

— La ira se supera con aceptación y compasión. Si vemos en todo lo que nos ocurra, aunque no nos guste, una lección que necesitamos aprender y vemos en todas esas personas que a veces nos irritan, a esos maestros que nos las han de enseñar, es más difícil ser presa de la ira. Frente a la ira respira hondo, guarda silencio, enfócate en que estás frente a un maestro y no ante un agresor. Descubre la lección que te está enseñando y actúa de acuerdo a ella. Hay maestros que aparecen en nuestra vida para enseñarnos a ser respetuosos, pacientes, valientes, compasivos, humildes, etc. No esperes aprender estas lecciones a través de gente respetuosa, valiente, compasiva o humilde, sino más bien de personas que expresan lo opuesto.

— El miedo se supera sabiendo que vivimos en un universo que es amor y conciencia, y que no va a permitir que nos suceda nada que no nos tenga que suceder para favorecer nuestro crecimiento y evolución. Frente al miedo acuérdate de que la mayor parte de los miedos son mentales y por eso se amortiguan o desaparecen cuando das un paso adelante con decisión. Recuerda siempre que el mundo real es más benévolo que el mundo mental.

— La avaricia se supera sabiendo que el universo es abundante y que el compartir lleva al más y no al menos. Frente a la avaricia desarrolla un interés por las necesidades de los demás y ayúdales a cubrirlas. Ejercítate en el compartir y en el vivir con la convicción de que no vives en un universo escaso, sino abundante.

— El orgullo se supera sabiendo que todos tenemos algo que aprender y que todos tienen algo que enseñarnos. También se supera sabiendo que ser vulnerable no es lo mismo que ser imperfecto, y que necesitar ayuda no es lo mismo que estar indefenso.

— Los celos los superamos aprendiendo a alegrarnos de los éxitos de los demás y buscando algún momento para darles una sincera enhorabuena.

UN ENTRENAMIENTO

Durante el entrenamiento en la eliminación de los venenos recuerda que lo que buscas es actuar de una forma eficaz para quitártelos y, por eso, una vez que sientes en ti la presencia de cualquiera de ellos, toma un paso decisivo para practicar la estrategia que corresponda. Al principio todo te parecerá mecá-

nico y artificial, pero a medida que vayas integrando el aprendizaje que precisas, todo empezará a fluir de una forma más
natural.

Un reconocimiento

En la casilla de tu manual de entrenamiento en la que pone
«Eliminando los venenos de mi alma» pon un *tick* (✓) cada vez
que notes la presencia en ti de cualquiera de dichos venenos y
no sigas el camino facilón de dejar que te envuelven y contami-
nen cada dimensión de tu ser, sino que te animo a que pongas
en marcha cualquiera de las estrategias que te he propuesto.

Cuando hayas conseguido acumular cinco *ticks,* ten un
gesto de reconocimiento hacia ti, algo sencillo, pero que sirva
de refuerzo a tu voluntad y compromiso por superarte.

Este entrenamiento es uno de los más potentes para trans-
formar por completo y de una manera extraordinaria la salud
del cuerpo, de la mente y del alma.

17
CON MÁS COMPASIÓN, ¡CÓMO MEJORARÍA EL MUNDO!

Reconocer que no se sabe es en sí un rasgo de sabiduría.

UNA HISTORIA BASTANTE COMÚN

Me encontraba yo dando un curso de liderazgo para empleados de una empresa, cuando sucedió algo un tanto extraño. Llevábamos como dos horas de programa y estábamos en medio de un juego, cuando se abrió la puerta y entró una persona con cara de muy pocos amigos. Su presencia se hizo notar porque sin mediar palabra se sentó solo en una mesa como si no quisiera saber nada de nadie. En aquel momento yo sentí un claro rechazo hacia aquel nuevo participante que mostraba tan poco interés en lo que estábamos haciendo. Sin embargo, preferí no decir nada para tal vez hablar con él cuando terminara el juego. Una vez finalizado este, se abrió de nuevo la puerta coincidiendo con el primero de los descansos y entró alguien para entregarme la hoja de asistencia. Este es un documento que los participantes tienen que firmar para dejar constancia de su presencia en el curso. En cuanto la vio, el participante en cuestión se acercó a la hoja de firmas, estampó su rúbrica y se marchó. Yo me olvidé del tema hasta la hora de la comida cuando otro de los participantes me preguntó:

—¿Te ha sorprendido la reacción de Ramón?

Yo no sabía a qué se refería ni quién era Ramón.

—Ramón es esa persona que ha entrado con cara de enfado y que después de firmar la hoja de asistencia se ha ido.

—Pues sí, me he fijado —contesté yo—, francamente me ha llamado mucho la atención su actitud tan poco amigable.

—No es de extrañar —continuó aquel participante—. Para Ramón su abuela ha jugado en su vida un papel superior al de sus propios padres. Sencillamente la adora. Pues bien, su abuela se está muriendo, él está destrozado anímicamente y eso no ha impedido que le obliguen a venir a este curso en el que, entre otras cosas, se aborda la importancia de la empatía en el liderazgo.

Un momento de inspiración

El verdadero líder quiere a las personas, cree en ellas, las valora, las potencia, las desafía, las apoya y las acompaña en su proceso de crecimiento. Resulta paradójico que obligaran a Ramón a asistir a un curso de liderazgo en una situación tan difícil para él y cuando más apoyo necesitaba. Por otro lado, la reacción que de manera automática causó él en mí, lejos de favorecer que yo me acercara para intentar entender lo que le pasaba, favoreció que me mantuviera a distancia.

Recordemos que todos nosotros tenemos acceso tan solo a un punto de vista, es decir, a la vista desde un único punto y por eso, porque no estamos en su piel, no podemos comprender aquello por lo que otra persona está pasando. A menos que nos acerquemos empujados por el interés y la intención honesta de comprender y ayudar, viviremos ciegos a su realidad y atrapados en nuestras propias y limitadas interpretaciones.

La compasión precisa de empatía, de un entendimiento del sentir de la otra persona, pero no se queda ahí, sino que va más allá. En la compasión existe una voluntad de reducir el sufrimiento por el que esa persona está pasando. Por eso no hay compasión sin acción.

UNA ESTRATEGIA

Cuando alguien haga algo que genere en ti una reacción inmediata de rechazo y sientas las ganas de apartar a esa persona de tu vida, te propongo que te plantees lo siguiente:

— Reconoce que careces de la información suficiente para entender por lo que esa persona está pasando, los desafíos a los que se está enfrentando. Tampoco conoces lo que siente y lo que necesita en esos momentos, sus anhelos, sus luchas y sus sufrimientos. En esos instantes no solo la estás viendo como distinta, sino también como distante. No cabe duda de que sí es distinta a ti y, sin embargo, al igual que tú quiere sufrir menos y ser más feliz. Tu indiferencia hacia lo que esa persona está experimentando, simplemente aumenta la distancia entre los dos. Ya sé que en esos momentos todos tendemos a pensar que somos nosotros los que tenemos la razón y es la otra persona la que está equivocada. Nos falta la humildad necesaria para reconocer que, aunque nuestra percepción pueda ser correcta, es a la vez profundamente limitada. Si expandiéramos dicha percepción tal vez sin necesidad de justificar una determinada conducta, sí que podríamos entenderla. Por eso lo que propongo es un entrenamiento en humildad y compasión. Responder con afecto a quien es afectuoso no requiere de especial grandeza, pero tratar a alguien de forma respetuosa y amable, aunque no se nos esté tratando de la misma manera, eso sí que es una expresión de grandeza.

— Es importante que tengas presente que tu forma de responder no te garantiza que la otra persona cambie de manera inmediata. Lo único que puedes hacer es invitarla con tu forma de ser a que ella también cambie su forma de ser. Aquí hay que estar dispuesto a poner el cien por cien, aunque la otra persona ponga el cero por cien. Sencillo de comprender, pero muy difícil de hacer. Por eso necesitamos entrenarnos en ello.

Un entrenamiento

Cuando notes una reacción automática ante lo que una persona te diga, observa lo que pasa en tu cuerpo, el cambio en tu manera de respirar, la tensión en tu musculatura, la contracción de tu mandíbula y tal vez la aceleración de tu corazón. No reacciones, no contraataques, mantente en ese silencio que no es el silencio de la mudez, sino ese silencio que solo es capaz de mantener una persona verdaderamente libre, una persona que no reacciona automáticamente, sino que responde. Evita como sea quedar atrapado en ese diálogo interno en el que estás por dentro «llamando de todo» a esa persona. Cada segundo que mantengas tu silencio y no reacciones estarás ganando un milímetro de libertad, un milímetro que ganas a patrones automáticos de conducta que dañan tu salud, matan tus neuronas e incrementan la violencia en nuestro mundo. De una mente agitada no puede salir nada favorable, de un corazón en guerra no puede salir ninguna propuesta de paz.

Recuerda que tú desconoces por completo cómo está esa persona viviendo la situación. Su percepción es sin duda tan limitada como la tuya y, sin embargo, ella, al igual que tú, cree que está en lo cierto y que su punto de vista representa la verdad.

Haz un ejercicio de humildad reconociendo que en realidad no sabes. Haz un ejercicio de curiosidad y muestra interés en saber, en conocer, en comprender. Sé que es mucho trabajo y que no es fácil de hacer. Sin embargo, imagínate el valor que tiene desarrollar una competencia de esta importancia. Imagínate lo que puede significar en tu vida ganar en autocontrol y en compasión. Imagínate la libertad de una persona que sabe que tiene la competencia necesaria para «lidiar» con situaciones de semejante dificultad.

UN RECONOCIMIENTO

En tu manual de entrenamiento y en la casilla donde pone «Trabajando la compasión» pon un *tick* (✓) cada vez que hayas puesto en marcha la estrategia que te he descrito. Lo que busco es que empieces a percibir lo que hasta ahora vivías como un problema, como una oportunidad para entrenarte en esta importante habilidad. Hasta que tú no actúes y lo pongas en práctica no lograrás que se vaya integrando dentro de ti. Lo importante no es tanto lo que sepas como lo que sepas hacer, porque eso es lo que va a tener un claro impacto en tu vida y en el de las personas con las que tú te relacionas.

Cuando hayas conseguido acumular cinco *ticks,* ten un gesto de reconocimiento hacia ti, algo sencillo, pero que sirva de refuerzo a tu voluntad y compromiso por superarte.

18
KINTSUGI

Hacen falta las grietas para que pueda penetrar el oro.

UNA HISTORIA DONDE EL ARTE Y
LA ESPIRITUALIDAD SE ENCUENTRAN

En una ocasión escuché a una mujer japonesa hablar del kintsugi como un arte muy apreciado en Japón. Al parecer se remonta al siglo XV cuando gobernaba en Japón un sogún o comandante del ejército llamado Ashikaga Yoshimara. Entre sus muchas posesiones había dos tazones de té a los que el sogún tenía especial aprecio. Un buen día, ambos tazones se cayeron y se rompieron en varios fragmentos. Como aquel hombre no estaba dispuesto a desprenderse de ellos, los envió nada menos que a China para que unos conocidos artesanos lo repararan. Sin embargo, el tipo de reparación que hicieron a sus tazones no le gustó al sogún en absoluto, ya que los fragmentos de cerámica los habían unido con unas burdas grapas. Los tazones habían perdido su belleza y suavidad.

No dispuesto a darse por vencido, el sogún pidió a algunos miembros de su corte que buscaran en su propio país a alguien que pudiera reparar sus tazones de una manera más bella y original. Fue así cómo nació el kintsugi o «carpintería de oro». Los fragmentos de cerámica son unidos mediante una mezcla de resina y polvo de oro que dan a la pieza en cuestión un aspecto sorprendentemente bello y original.

Aquella técnica de reparar las piezas de cerámica rotas llegó a tener tanto éxito que se llegaban a romper a propósito valiosas piezas de cerámica para convertirlas en piezas de kintsugi.

Un momento de inspiración

La falta de una autoestima verdadera es extraordinariamente frecuente, y creo que en gran medida se debe a que nos vemos como piezas burdas de cerámica llenas de imperfecciones, llenas de fracturas.

Llamo fracturas a todas esas cosas que no nos gustan de nosotros y de las que de alguna manera nos avergonzamos. Nuestros complejos, nuestras inseguridades, nuestras incompetencias son defectos que intentamos ocultar para que los demás no los vean. Sin embargo, sufrimos en silencio porque si hay alguien a quien no se lo podemos ocultar es a nosotros mismos. Como no nos validamos a nosotros, tenemos que conseguir que nos validen los demás y eso se logra cuando nos prestan atención y nos quieren.

Muchas personas han intentado reparar esas imperfecciones, esas grietas que les impiden amarse así mismas. Sin embargo, mucho de ese trabajo, de ese esfuerzo sostenido durante años, parece que con frecuencia ha sido poco fructífero.

Tenemos lo que podríamos llamar un vacío en el ser, es decir, que nos parece que somos poca cosa. ¿Quién se puede creer que es alguien valioso si se percibe como una pieza de cerámica llena de imperfecciones?

Más de una persona que no ha conocido el amor en su vida, acaba justificándolo pensando que quién iba a poder amar a alguien como ella. Por eso nos esforzamos todo lo que podemos para llegar a ser algo en la vida. Pensamos que si a base de trabajar y trabajar conseguimos tener como «piezas de cerámica» una apariencia adecuada —dinero, poder, estatus—, entonces seremos valorados y queridos. Sin embargo, aunque los otros se interesen un poco más, nosotros sabemos que eso en el fondo es pura fachada y, aunque siempre son agradables los halagos de los demás, por dentro nos vamos a sentir igual de vacíos. Por eso creo que para ir a la raíz de esta pobre autoestima tenemos que entender lo que el kintsugi puede aportar a nuestra vida.

Lo que voy a proponer puede escandalizar a aquellas personas que tengan una visión exclusivamente materialista de la vida. Me refiero a quienes consideran que el ser humano es solo materia y que el universo es puro azar. Que hay un plano material en la vida y que tiene excepcional importancia es algo que hemos tratado extensamente en capítulos anteriores. Sin embargo, pensar que la dimensión trascendental no existe corresponde a una corriente de pensamiento que se denomina materialismo.

Abramos por un instante nuestra mente e imaginemos que el universo no solo tiene una dimensión material, sino que hay algo más, algo a lo que con frecuencia se denomina un océano de conciencia y amor. Si nosotros somos hijos de las estrellas y hemos sido creados por un universo sabio, eso quiere decir que hay dentro de nosotros la posibilidad de experimentar lo sagrado. Sin embargo, dicho universo omnipotente respeta nuestra libertad y solo puede penetrar plenamente en nosotros si no nos escondemos de Él. Precisamente esas fracturas, esas deficiencias, esas grietas que tenemos por nuestra condición humana material y que tanto intentamos ocultar a los demás, son nuestra gran oportunidad para que dicho universo las cubra con ese oro del más extraordinario kintsugi que podamos imaginar. Por consiguiente, ese universo que es consciencia y amor, lejos de rechazarnos por nuestras imperfecciones, nos ama especialmente por ellas, porque si se las mostramos, Él las rellenará con oro. Por eso quien se veía como una tosca pieza de cerámica llena de grietas, fracturas y desperfectos, ahora se descubre como algo de extraordinario valor, nuevo, único. Se ha reparado ese vacío, esa pobre autoestima y por eso y, por tanto, esa persona ya no tiene que esforzarse por hacer cosas para obtener unos resultados que le permitan ser algo. Ya es todo lo que tiene que ser, una vasija llena de valor y sentido. Y es desde ese ser renovado como uno actúa con una claridad mental, una creatividad, una energía, un espíritu emprendedor, una compasión y una voluntad de servicio que previamente ni se nos hubiera pasado por la imaginación.

UNA ESTRATEGIA

La estrategia para aplicar kintsugi en la vida es directa y sencilla, que no simple. Lo que busca esta estrategia es mejorar la autoestima a través de una visión radicalmente diferente del universo, de Dios, de la sabiduría infinita o como quieras llamarla. Nos lo han explicado muy mal. No se trata de esconderse para ocultar las vergüenzas, sino de saber que dichas «vergüenzas», dichas grietas, si se las presentamos a ese universo, a ese Dios, a esa sabiduría infinita con humildad y confianza, no serán la razón por la que seremos castigados o rechazados, sino que muy al contrario serán la razón por la que seremos reparados con el más puro de los oros.

Nuestra soberbia, nuestra autosuficiencia se opone directamente a este gesto de rendición ante la grandeza de un universo que actúa de una forma opuesta a la de los hombres. Si los hombres rechazamos a quien aparece ante nosotros con sus grietas correspondientes —su mal humor, su pereza, su irascibilidad, su retraimiento, su egoísmo, etc.—, el universo hace lo contrario. Quien con humildad y confianza tiene el valor de mostrar a ese universo, a ese Dios, a esa sabiduría infinita unas limitaciones tan propias de nuestra humanidad, sobre todo cuando se han vivido experiencias traumáticas y a continuación pide una ayuda confiada para repararlas, puede experimentar cómo toda su vida se renueva. Esta renovación en forma de serenidad, paz interior, alegría, entusiasmo, confianza, creatividad, inteligencia, fortaleza mental y capacidad emprendedora es el resultado de tener ahora esas juntas de oro que hacen que lo material y lo espiritual se hayan integrado plenamente.

Un entrenamiento

Cuando te encuentres con esos defectos, con esas carencias, con esas tristezas y angustias que no paran de manifestarse en tu vida por más que hayas querido contrarrestarlas, lejos de avergonzarte por ellas, velas como la gran oportunidad para que el universo, Dios, la conciencia infinita apliquen el arte del kintsugi contigo. Muéstraselas con absoluta confianza y deja que ese oro de valor incalculable convierta tus fracturas, tus grietas, tus defectos, en algo lleno de hermosura. Esta es la verdadera piedra filosofal, la que convierte en realidad el plomo en oro, la que produce una absoluta transmutación que supera ampliamente todo lo que nuestro intelecto tan racional y limitado es capaz de concebir.

Un reconocimiento

En la casilla de tu manual de entrenamiento en la que pone «Hoy me abro al arte del kintsugi» pon un *tick* (✓) cada vez que hayas hecho ese gesto de no ver tus defectos como una razón para despreciarte, sino para apreciarte, sabiendo que es ahí donde aparecerán las vetas de oro. Cuando hayas acumulado diez, ten un gesto de reconocimiento y celebración. Es mi opinión que nada de lo que hagas tendrá más impacto en tu vida que esto. Sin embargo, todos ofrecemos una gran resistencia porque nos puede sonar a raro o esotérico. No nos parece que esto entre en la lógica que habitualmente manejamos, y es verdad. Sin embargo, que no entre en nuestra lógica actual no quiere decir que no pueda ser verdad. Tampoco hace unos años entraba en nuestra lógica que habría teléfonos móviles, ordenadores o simplemente que podríamos volar.

19
LA LIBERTAD VERDADERA

No hay mayor fuerza que la del amor.

UNA LEYENDA DEL TÍBET

En una ocasión decidí llevar a cabo un retiro de silencio durante siete días a tres mil metros de altura en las Montañas Rocosas de Colorado. Allí conocí una preciosa historia tibetana que relataba el camino sagrado del guerrero de Shambala.

Shambala es un lugar probablemente imaginario que, de haber existido, se encontraría en la cordillera de los Himalayas. Si tenemos en cuenta que esta cordillera mide dos mil seiscientos kilómetros de longitud y se extiende por China, la India, Nepal y Bután, y que, además, tiene trescientos cincuenta kilómetros de anchura y más de cien picos con una altura superior a los siete mil metros, entenderemos fácilmente que el reino de Shambala sería en cualquier caso muy difícil de localizar. De todas maneras, su gran valor es simbólico, ya que representa ese lugar donde las personas son realmente felices y han superado ese condicionamiento mental que nos genera tanto sufrimiento.

Un guerrero de Shambala es alguien dispuesto a utilizar solo dos armas para combatir esa ignorancia que los seres humanos padecemos y que está en la raíz de todo comportamiento violento. Esas dos armas son la sabiduría y la compasión. La sabiduría en la tradición tibetana está representada por una campana y la compasión, por un cetro. La sabiduría tiene una polaridad femenina y la compasión, una polaridad masculina. Todo ser humano tiene ambas polaridades.

Una campana suena porque existe un vacío. Para que nosotros alcancemos la sabiduría tenemos que vaciarnos de nosotros mismos, de nuestros juicios y de nuestro egocentrismo. Cuando uno se vacía de sí mismo puede prestar atención a las otras personas y comprender su verdadero sentir.

Un guerrero de Shambala utiliza también como arma el cetro de la compasión. Este cetro, representado por un rayo, actúa sobre la otra persona desarmándola. ¿Qué persona no se quedaría un poco «descolocada» si utilizando la ofensa para herir a alguien recibiera por parte de ese mismo ser humano una respuesta respetuosa y una demostración clara de su intención de comprender y ayudar?

La leyenda del reino de Shambala cuenta que el mundo ha llegado a tal punto de potencial destructor que se hace urgente que todos empecemos a orientar nuestra mirada a ese sol de mediodía que representa en la simbología tibetana la posibilidad de un mundo nuevo. En este nuevo mundo, la relación entre los seres humanos es de verdadera hermandad. La leyenda del reino de Shambala nos anima a no tener miedo y a entrar en lugares difíciles con la intención de favorecer una elevación del nivel de conciencia, un auténtico despertar.

UN MOMENTO DE INSPIRACIÓN

Cuando salimos de nuestra ignorancia y alcanzamos ese despertar espiritual al que suele denominarse iluminación, si bien el concepto puede ser un poco confuso, experimentamos lo que es una verdadera libertad interior. La esclavitud que el ego ejercía sobre la mente ha desaparecido y como consecuencia de ello, se produce una marcada transformación. Es a partir de este momento cuando se desarrolla un corazón verdaderamente compasivo capaz de expresar un amor sin igual. Este amor, cuando toca a otras personas, tiene el potencial de sanarlas, desencadenando, además, su propio proceso de transformación. La mente y el alma habitan en nuestro cuerpo estando los tres interconectados y, creando así una unidad indivisible, al menos mientras tengamos esta existencia material. Si juntamos los colores amarillo, magenta y cian, obtendremos un color azul oscuro en el que ya no podremos distinguir los colores previos. Algo así pasa con la unión entre el cuerpo —amarillo—, la mente —cian— y el alma —magenta—. Por eso, mientras estos tres elementos estén unidos, todo interactúa con todo y por consiguiente también influye en todo.

Si bien es cierto que una mente sometida a las pulsiones del ego puede seguir siendo efectiva en su funcionamiento, estará a la vez generando constantes problemas a nosotros y a los otros. El ego no puede evitar estar obsesionado con la seguridad, el control, el estatus, el reconocimiento y la pertenencia al grupo. Muchas veces, para cubrir esto que tan imperiosamente necesita, hará lo que sea, como sea y donde sea. Por eso, aunque una mente dominada por el ego consigue resultados, lo logra haciendo que paguemos por ello un alto precio. Es importante comprender que la vida tiene un significado mucho más profundo y elevado y que, por supuesto, va más allá de los límites impuestos por el yo, el mí y lo mío.

Cuando una persona crece, evoluciona y madura espiritualmente, este progreso no solo sucede en su alma, sino que también penetra en su mente y en su cuerpo. Ahora, la presencia de esa persona que ha crecido espiritualmente transmite algo renovado y diferente. Su rostro adquiere una nueva expresión, su cuerpo tiene más vitalidad, sus gestos son más impactantes y lo que dice y cómo lo dice nos llega con mucha mayor profundidad. Todo en esa persona ha experimentado un cambio radical, su forma de pensar, su forma de percibir y su forma de actuar, son ahora diferentes. Por eso estos seres humanos tienen tanto magnetismo y se convierten en fuente de inspiración, prosperidad y abundancia para tantos.

La búsqueda espiritual, a pesar de su nombre, más que una búsqueda es un despertar. Este despertar amplía inmediatamente el horizonte de la mente y por eso se puede descubrir un nuevo mundo. Cuando la consciencia penetra en la mente, seguimos viendo la diferencia entre la luz y la oscuridad, lo duro y lo blando, lo correcto y lo incorrecto. Esto es así porque el mundo manifestado, la realidad material, está compuesta por opuestos. No sabríamos distinguir el frío si no conociéramos el calor. El yin y el yang del mundo del Tao lo vemos por doquier. La realidad física emerge de los opuestos. Sin embargo, una mente penetrada por la luz de la consciencia ve ahora algo más. La mente consciente ve no solo el mundo de la dualidad —blanco y negro—, sino también el mundo de la unidad, de la ausencia de separación, de la interconexión con todo. Ve el mundo que precede a la creación de la materia. Esto causa un curioso efecto, ya que esa persona puede a partir de ese momento tener preferencias, pero no los apegos ni las aversiones propios del ego. En ese momento uno se descubre no solo como actor de una obra de teatro, sino también como espectador y guionista. Por eso puede cambiar el destino de su vida. Ya su percepción no está limitada por las apariencias, porque ahora tiene acceso al mundo real, un mundo que carece de límites. Esa persona deja de estar atrapada por los lamentos del pasado o las preocupaciones del futuro. Ahora vive en un eterno presente, en un aquí y ahora. Esa persona puede disfrutar de amigos, fama y fortuna y, sin embargo, no corre obsesivamente detrás de ellos; de lo contrario no podría experimentar la serenidad y la paz interior de las que disfruta. Porque no vive apegado a sus amigos, a su fama y a su fortuna puede perderlo todo sin hundirse, sin desmoronarse, sin caer en la desesperanza.

Si utilizáramos una analogía con la música podríamos decir que la melodía que es capaz de componer un músico que no ha experimentado este despertar espiritual, estaría compuesta de notas sin espacio entre ellas, sin intervalos. Un músico que ha despertado espiritualmente no solo conoce la importancia de esos elementos que tienen forma y que son las notas musicales, sino que ahora ha comprendido la importancia de ese intervalo entre ellas. Recordemos que un intervalo carece de forma y es solo silencio. Imaginemos la enorme diferencia que va a existir entre ambas melodías cuando se toquen, por ejemplo, con un piano. Recordemos que la principal característica de la consciencia es su capacidad de darse cuenta, de ver con amplitud y profundidad. Si queremos expandir nuestra percepción de la realidad, precisamos madurar en nuestra dimensión espiritual. Esto solo es posible comprenderlo si observamos que la persona que ha despertado espiritualmente no está apegada al mundo sensorial propio de la materia, y por eso está experimentando una dimensión radicalmente diferente de la vida. Esta paz interior imperturbable que percibe no es efímera, porque está anclada en aquello que por su propia naturaleza es inmutable. No se trata, por tanto, de un proceso en el que uno busca escaparse del mundo, sino de un proceso en el que se descubre que estamos en el mundo sin ser del mundo. Sería algo así como «traer el paraíso a la tierra».

Cuando hablo de espiritualidad no hablo necesariamente de las religiones institucionalizadas, porque como decía Jonathan Swift, el autor de *Los viajes de Gulliver*, «tenemos demasiada religión que nos hace odiarnos y nos falta suficiente espiritualidad para amarnos».

Muchas veces la religión mal entendida sirve para separarnos y enfrentarnos, mientras que una religión madura y una espiritualidad auténtica, no la ficticia y de postín, sirve para unirnos al no encontrar ninguna división entre nosotros.

No es extraño que el ego se apropie hasta de la religión y la convierta en un sistema para controlar, manipular, dominar. Toda religión sería de un gran valor si la viviéramos más allá de los confines de nuestro ego. El ego nos conduce a la miseria y al sufrimiento, haciéndonos creer, sin embargo, que nos lleva a la felicidad. El despertar espiritual nos permite tomar distancia y descubrir esta trampa tan bien tejida. Recordemos cómo en la *Odisea* de Homero los navegantes se estrellaban contra las rocas atraídos por los bellos cantos de las sirenas.

Cuando seguimos la vía espiritual, sin necesidad de abandonar para ello nuestra razón, un camino natural empieza a emerger en forma de llamativas intuiciones, observaciones sorprendentes, encuentros inesperados y la aparición de recursos insospechados. La clave, por tanto, no está en lo que vivimos, sino desde dónde lo vivimos. De hecho, las necesidades para la evolución de las almas están creando constantemente las circunstancias en las que vivimos. Es como si algo nos guiara, como si una brújula interior estuviera marcando el rumbo que hemos de seguir. Este camino es el de menor resistencia porque toda resistencia procede del ego y de su enfrentamiento directo y radical con la vida. El disfrute de seguridad, estatus, pertenencias y relaciones humanas no está enfrentado en absoluto con la vida espiritual. Lo que sí está enfrentado es el apego a esas cosas. Cuando la mente es penetrada por la consciencia y el ego pasa de piloto a copiloto, podemos seguir teniendo ambición, pero no avaricia. También podemos disfrutar de una buena posición en la vida, pero la utilizamos no para dominar, controlar, manipular, sino para servir.

Si lo que aquí expongo se viera como una paradoja, como algo aparentemente contradictorio, es porque lo estamos analizando desde el intelecto y no desde la inteligencia y la sabiduría que son atributos no del intelecto, sino de la consciencia.

En el mundo material en el que vivimos no podríamos tener la forma que tenemos si tan solo tuviéramos la dimensión espiritual. Por eso necesitamos un cuerpo material y una mente que conecte ambos mundos, el material y el espiritual. Recordemos de nuevo esa conocida expresión: «Somos seres espirituales teniendo una experiencia material». Por alguna razón tenemos que pasar por esta experiencia en el mundo de la materia para que evolucionemos espiritualmente, para que nuestras almas evolucionen, mejoren, maduren hasta alcanzar un despertar de la consciencia aún más profundo. Esa flor tan preciosa que es el loto emerge en aguas sucias y llenas de barro. Todas estas reflexiones en torno a la felicidad las considero necesarias para resaltar que la felicidad no es algo que se alcanza o que se obtiene, sino que es algo que emerge, que se expresa y que se percibe cuando la luz de la consciencia penetra en las mentes y en los cuerpos. Hasta las células de una persona que vive con plena consciencia son felices, aunque pudieran físicamente estar enfermas.

Resumiría lo expuesto diciendo que tenemos la extraordinaria oportunidad de disfrutar de las posibilidades y experiencias que ofrece el mundo de la materia y que hemos de hacerlo desde un nivel elevado de consciencia. Cuando los rayos del sol atraviesan la lluvia, en el cielo emerge un precioso arco iris. Sin lluvia —mundo de la materia— y sin luz —mundo del espíritu— no puede manifestarse el arco iris. Decía Ramana Mahari-shi que «nuestra realización espiritual es el mayor servicio que podemos hacer a este mundo». Nuestro «lluvioso mundo» necesita de personas que sepan pintar un arco iris en el cielo. Una mente que ha sido iluminada por la consciencia puede percibir el mundo dualista de la materia y también el mundo indivisible, no dualista y sutil del espíritu. Ambos son parte de una realidad, pero de una realidad ampliada.

Si la mente fuera un ordenador, en una mente iluminada por la consciencia no solo podría descargarse archivos propios de nuestra cultura, sino también archivos procedentes del mundo del espíritu. De aquí emergerían las más profundas intuiciones, revelaciones y creaciones tanto en la ciencia como en el arte.

UNA ESTRATEGIA

Como la felicidad no viene de fuera, sino de dentro, lo primero que hay que hacer es aprender a reconocer todos esos apegos y aversiones propios de los impulsos del ego por conseguir lo que este desea. Solo después, una vez que seamos más conscientes de ello, podremos ir soltando dichos apegos y aversiones.

Dado que el impacto fundamental que tiene el ego sobre la mente es que la desestabiliza y la agita llenándola de contenidos como pueden ser la multitud de pensamientos, imágenes y sentimientos que nos bombardean a todas horas, hemos de aprender a través de la práctica del *mindfulness* a calmar dicha mente. Es de esta manera como la consciencia puede reconectar con ella.

Hemos de prestar atención a todas esas influencias del entorno que solidifican y que refuerzan el papel que el ego juega en nuestras vidas. Compararse constantemente con los demás, creerse que los únicos que triunfan en la vida son los que consiguen poder, fama y fortuna es prestarse a jugar bajo las reglas del ego. No se trata de vivir como anacoretas en el desierto alejados de las «tentaciones del mundo» o por lo menos, esta es mi forma de verlo. De lo que se trata es de ser más conscientes de todo, de caer en la cuenta de hacia dónde nos lleva esa corriente en la que parece que solo lo material cuenta. Recordemos que lo que la madurez espiritual nos aporta es una percepción distinta de las cosas, una forma distinta de ver la vida y el mundo. Vivir sumergidos en la ignorancia del más puro y hermético materialismo nos traerá antes o después sufrimiento, porque seremos incapaces de asumir los cambios y las pérdidas que se producen en una dimensión física en la que el paso del tiempo genera, precisamente, estos cambios y estas pérdidas.

Te invito a buscar cada día ocasiones para que en lugar de preguntarte ¿qué puedo sacar de aquí?, te preguntes ¿qué es lo que puedo poner aquí? y ¿cómo puedo ayudar? Tu capacidad de discernir te permitirá encontrar oportunidades para aportar valor. Acuérdate que la clave es aprovechar la oportunidad más que escapar de la incomodidad. No me sorprendería que descubrieras que muchas veces lo más necesario, lo que puede ayudar a resolver una situación difícil, no es ni más ciencia ni más tecnología, sino más humanidad. La mayor parte de los problemas a los que nos enfrentamos no son de naturaleza técnica, sino de naturaleza humana.

Observa con interés y curiosidad la reactividad de tu ego en forma de enfado, envidia, avaricia, orgullo, miedo, sensación de impotencia o desesperanza cuando algo amenaza «tu» sensación de seguridad, «tu» estatus o «tu» pertenencia al grupo. Recuerda que quien se está sintiendo amenazado no es tu verdadero ser, tu auténtica identidad, sino tu ego. Por eso sé firme y no te dejes envolver en su juego. Respira hondo y con cada espiración imagina que dejas que se vaya, que se disuelva el enfado, la envidia y todos los otros acompañantes de un ego herido. No pierdas tiempo y energía dándole vueltas al por qué a mí, al qué he hecho yo. Tu intelecto, una vez «magnetizado» por tales sentimientos, no tiene en esos momentos una capacidad adecuada ni para analizar ni para discernir. Deja que el fuego se extinga privándole de ese oxígeno que es tu atención y que lo mantiene vivo. Luego, con más calma, sabrás mucho mejor cómo proceder.

A medida que tu ego pierda solidez, la mente perderá opacidad y, al perderla, la luz de la consciencia podrá penetrar e iluminarla. Entonces la mente podrá ver lo que no se puede ver cuando se está sumido en la oscuridad. Es a esta nueva visión de la realidad a lo que llamamos sabiduría.

Hay un precioso castillo en Montreux, Suiza, llamado el castillo de Chillon. Por dentro es triste, frío y sombrío. Sus pareces son muy gruesas y de piedra. Lord Byron lo visitó y escribió un poema titulado *El prisionero de Chillon.* Lo sorprendente para mí no es el castillo, sino dónde está. El castillo está sobre un precioso lago y frente a los majestuosos Alpes suizos. Prisión, lago y castillo forman parte de una única realidad. Sin embargo, si el prisionero de Chillon hubiera sido llevado al castillo con un antifaz cubriendo sus ojos, al abrirlos hubiese sido incapaz de ver la belleza y la inmensidad que le rodeaba. Las gruesas paredes del castillo, aparentemente tan sólidas e impenetrables, representan el ego. El prisionero es nuestra mente que vive atrapada en la tristeza y en la desesperanza, creyendo que el mundo se termina en aquellas paredes. El sol representa la fuente de toda luz verdadera, la consciencia. El lago y las montañas representan la realidad que no podemos contemplar y que está llena de posibilidades, oportunidades y recursos —navegar por el lago, pasear por la montaña—. Si el ego pierde solidez, si las paredes del castillo perdieran solidez y primero se hicieran traslúcidas y después trasparentes, el prisionero podría ver la belleza que le rodeaba. Una vez que se ve, el hechizo se rompe y las paredes se deshacen porque son una pura ilusión.

Cuando la mente se abre a la posibilidad de que haya algo más de lo que vemos y nuestro corazón elige confiar, entonces nuestras manos, nuestra voluntad, empiezan a actuar. A partir de ese momento el ego —las paredes del castillo— comienza a perder solidez y, como la luz de la consciencia es sensible a una decisión tomada en libertad, contribuye de una forma mágica a la disolución del ego. El castillo sigue existiendo, pero ya sus paredes no nos tienen confinados.

Una persona que ha alcanzado la libertad interior tiene no solo la sabiduría propia del que ahora ve con más amplitud y profundidad, sino que, además, se vuelve compasiva porque entiende el sentir y la experiencia vital de quien todavía vive encerrado. Por eso ya no le importa tanto el «qué pasa conmigo», sino el «qué pasa contigo».

Inspirados por la posibilidad de ser internamente libres y de tener una conexión más amplia con la realidad, la persona disciplinada practica el silencio, la contemplación, el agradecimiento y la virtud. Por eso, porque se fía de la vida, no proyecta sus deseos y angustias sobre el futuro. Sabe que la vida le traerá lo que sea necesario para que su alma siga madurando y ampliando su nivel de consciencia.

La meditación es un excelente ejercicio para soltar, para dejar marchar aquellos pensamientos, imágenes y sentimientos que aparecen en la mente secuestrada por el ego. Aprender a dejarlos marchar es una magnífica práctica para reducir la solidez del ego. No consideremos como genuinamente nuestros unos pensamientos, imágenes y sentimientos que genera eso a lo que denominamos ego. Cuanto más los consideremos nuestros más solidificaremos nuestro ego porque más nos identificaremos con él.

El estrés negativo o distrés que padecemos lo experimentamos en el cuerpo, en la mente y en el alma y, sin embargo, su raíz, el lugar donde se origina, es en nuestro ego, que a la mínima se siente amenazado por todo e incluso por la propia vida. Por eso cada vez que hagas algo para reducir la solidez de tu ego tendrás mucha más tranquilidad y paz interior y conseguirás en todo mejores resultados. Recordemos que cuando uno se siente amenazado se enfoca en protegerse y no en conseguir resultados. Vamos a utilizar una analogía con algo que sucede en el ser humano para entender esto mejor. Las cándidas son unos microorganismos que están presentes en el cuerpo. Cuando su número aumenta más de la cuenta, entonces pueden producir problemas. Las cándidas se vuelven locas por el azúcar. La adicción a los dulces que muchas personas tienen responde no a la llamada de sus células para que le den los nutrientes necesarios, sino al grito desesperado de las cándidas que no pueden vivir sin azúcar. Parece que la necesidad de consumir tanto azúcar es del organismo y, sin embargo, es de algo que está en nuestro organismo. Lo mismo ocurre con el ego y su grito desesperado para que consigamos poder y alcancemos fama y fortuna.

UN ENTRENAMIENTO

Son muchas las estrategias que hemos expuesto en este capítulo y, por eso, lejos de agobiarte con el número, empieza a practicar aquellas que te sean más sencillas, claras y prácticas.

A medida que vayas ganando *momentums,* seguirás con otras que te resulten ahora un poco más desafiantes. El trabajo interior requiere dedicación, disciplina y práctica durante toda la vida. Nada grande se consigue sin estos tres elementos. Te animo a que cada día des un nuevo paso adelante para reclamar esa libertad interior que te pertenece y de la que tal vez no estés todavía disfrutando.

UN RECONOCIMIENTO

En la casilla de tu manual de entrenamiento en la que pone «Reclamando mi libertad verdadera» pon un *tick* (✓) cada vez que hayas practicado cualquiera de las estrategias que he compartido contigo. Cuando hayas logrado hacerlo quince veces, ten un gesto de reconocimiento hacia ti.

El camino de Shambala está lleno de sentido, pero es muy contrario a nuestra forma habitual de pensar y actuar. Por eso tenemos que ser como ese río que baja constantemente de la cordillera del Himalaya, a veces con más agua, otras con menos, pero sin cesar en su movimiento. Es así como el río encuentra su camino, moldeando hasta las piedras más sólidas.

ALGUNOS MENSAJES FINALES

1. PARA DESCUBRIR LO INVISIBLE, TENEMOS QUE SUBIR DE NIVEL

No somos conscientes de que vivimos en el «sótano de la mente». Hemos sido arrastrados ahí por múltiples condicionamientos y ahora se nos ha olvidado que nuestra casa, que la mente, tiene distintas estancias. Precisamos encontrar ese «ascensor» que nos eleve hasta la azotea de la casa para que salgamos de un espacio tan oscuro y limitante, y podamos contemplar la grandeza de la vida. «El pez no sabe que está dentro del agua hasta que le sacan de ella», y nosotros tampoco somos conscientes de que estamos atrapados en esta burbuja de la percepción a la que llamamos zona de confort. Al igual que los habitantes de «la cueva de Platón», tampoco nosotros somos conscientes de esta realidad tan desconcertante y que nos limita en semejante manera.

2. El verdadero éxito no es algo que se busca, sino algo que se atrae

Cuando buscamos el éxito movidos por las pulsiones del ego, hacemos y hacemos para tener poder, fama y fortuna, y así ser alguien importante.

Cuando lo que buscamos es crecer y evolucionar para mejorar, aunque sea un poco el mundo en el que vivimos, se hace necesaria una transformación fundamental en nuestra forma de ser y de estar en el mundo. Es desde esta transformación interior desde donde empezamos a irradiar algo diferente con nuestros nuevos pensamientos, sentimientos, palabras y acciones. Lo que sale de nosotros, por salir no ahora del ego, sino del Ser, tiene un impacto radicalmente diferente en los demás, los cuales se sienten afectados a un nivel profundo sin entender de qué manera esto está sucediendo. Muchas personas comienzan a sentirse atraídas hacia nosotros como los beduinos se sienten atraídos por los oasis en los desiertos.

3. El ser humano está llamado al encuentro

El nivel de bienestar e incluso de la salud tiene una clara relación con el tipo de relaciones sociales que tenemos. El distrés baja, se libera oxitocina, aumenta la longitud de los telómeros, mejora el funcionamiento del sistema inmune y se reduce la sensación de miedo, soledad e indefensión que tantas veces nos vuelve irritables, asustadizos o nos bloquea.

4. No cambiemos la persona por el personaje

Lo que el personaje desea es brillar. Lo que la persona necesita es iluminar, y para lograr eso tiene que llevar a cabo tres cosas:

— Salir de su zona de confort, salir de un mundo conocido y avanzar hacia un mundo desconocido, convencido de que «toda la magia está fuera de su zona de confort». En la incertidumbre no solo ha de ver la dificultad y la incomodidad, sino también la oportunidad.

— Convertir en su prioridad el aprendizaje, el crecimiento y la mejora personal en lugar de la búsqueda de poder, estatus, fama y fortuna.

— Buscar el ayudar a los demás a salir adelante y a alcanzar su plenitud en lugar de servirse de ellos para adquirir mayor poder, estatus, fama o fortuna. La persona es un fin en sí mismo y no un medio para nuestros propios fines.

5. Evitar el dejarse encorsetar

La sociedad condiciona las mentes para que podamos encajar en el orden vigente. No busca individuos pensantes, sino individuos obedientes. Nos alecciona para que creamos que si hacemos ciertas cosas alcanzaremos la felicidad. Hace falta tener gran coraje, determinación, persistencia y paciencia para poder salir de estos modelos tan rígidos y limitantes.

6. Aceptar que la vida es un regalo y, por tanto, dejar de resistirse a ella

La humildad es aceptar que hay muchas cosas que sabemos que no sabemos y abrirnos a querer saber. Por eso la relación que establecemos con los distintos episodios de nuestra vida es una de apertura y aceptación. Es un no juzgar de acuerdo a una percepción limitada de las cosas, sino un abrirse al misterio. Tal vez no entendamos el por qué, pero sí podemos abrirnos al para qué.

Dejar de resistirse a la vida es también entender que lo que deseamos a lo mejor no es lo que necesitamos. La vida no está interesada en darnos lo que nosotros queremos, sino lo que necesitamos, aunque tal vez no lo queramos. Es también no ver enemigos, sino maestros, personas capaces de desafiarnos para crecer en algún aspecto fundamental de nuestras vidas.

7. Abrazar un mundo VUCA en lugar de resistirse a él

El mundo VUCA —Volátil, Incierto, Complejo, Ambiguo— nos está pidiendo un nuevo tipo de relación con la incertidumbre. No podemos vivir la vida sintiéndonos amenazados por la disrupción tecnológica. Necesitamos avanzar con serenidad, ilusión y confianza en este mundo en cambio, y para eso hemos de expresar interés y la curiosidad por aprender, aunque ello implique que tengamos que partir de cero. También implica no fijarse en la incomodidad, sino en la oportunidad. Solo una mentalidad de crecimiento y no una fija y rígida puede permitirnos adaptarnos y florecer en un mundo así. Por eso mucho ojo con esos discursos tremendistas que nos muestran un mundo en el que estamos llamados a desaparecer.

8. ESTABLECER UNA NUEVA RELACIÓN CON EL ERROR

Ninguno de nosotros somos un error en ningún momento de nuestra historia personal. Todos cometemos errores, es decir, obtenemos resultados distintos a los esperados. Si no damos en el centro de la diana, ¡qué absurdo es denigrarnos, humillarnos o llenarnos de sentimientos de culpa! Observar qué es lo que hemos de hacer para mejorar nuestra puntería es la clave de todo éxito. El camino del éxito es el camino de la mejora continua, el de la observación, el de la medida y el del apoyo constante.

9. HACERNOS AMIGOS DEL SILENCIO

En el silencio habitan la verdadera comprensión y la sabiduría.
En el silencio habitan la paz interior y la serenidad.
En el silencio habitan la compasión y el perdón.
En el silencio habita la auténtica creatividad.
En el silencio habitan el gozo y la gratitud.
En el silencio habita la capacidad de sanar.
Desapegarnos de nuestras ruidosas mentes nos permite escuchar la auténtica música, una música que emerge de esa verdadera esencia que nos constituye.
Aprender a estar plenamente presentes es clave en nuestra salud, en nuestra eficiencia y en nuestras relaciones con los demás. Cuando vivimos distraídos por la mente errante, se reduce la eficiencia, la salud y el bienestar.

10. Aprender a amarnos y aprender a amar

Entender el ágape como una forma de amor que no es un sentimiento, sino una elección, se convierte en el recurso imprescindible para mejorar nuestra autoestima y la de los demás. Saber ver el miedo y la soledad detrás de la ofensa y la provocación nos abre la oportunidad de ayudarnos y ayudar a otros a curar las heridas. Las heridas en el ser se curan con amor y no con posesiones, entretenimiento o una búsqueda constante de distracción.

Epílogo

Hemos visto a lo largo de estos capítulos la diferencia entre el bienestar subjetivo que colma los sentidos y la felicidad que colma el corazón. También hemos expuesto cómo la mente humana sometida a la tiranía del ego hace una serie de predicciones sobre lo que nos hará felices o desgraciados, y que no son para nada ciertas.

Los datos extraídos del mundo real pocas veces coinciden con las predicciones del mundo mental. Pensamos que cuando consigamos algo que deseamos profundamente, seremos muy felices, y resulta que luego no es así. Pensamos que si nos sucede algo que nos intimida, seremos incapaces de superarlo, y tampoco suele ser así. De hecho, la mente de un gran número de personas tiene tal tendencia a hacer predicciones de tipo negativo que resulta excepcionalmente difícil atreverse a dar nuevos pasos, a salirse de su «cuadrícula mental», de su zona de confort, por las terribles consecuencias que ello podría tener. Asumimos que nuestras percepciones son precisas y rara vez lo son.

Se nos bombardea constantemente con el fin de que sigamos las referencias que la sociedad decide que son las adecuadas. Llegamos a basar nuestra autoestima, el grado en el que nos valoramos, de acuerdo a dichas referencias que lo que de verdad hacen es favorecer la comparación social. Dinero, poder, estatus, fama y relaciones se convierten en algo a lo que casi todo el mundo aspira.

Para mí el problema no está en aspirar a esas cosas que, sin duda, pueden aportar un gran bienestar subjetivo. Para mí el problema surge cuando eso es a lo único a lo que se aspira, convirtiéndose en el norte que orienta por completo nuestras vidas. Esto se hace especialmente manifiesto en las redes sociales, las cuales pueden llegar a crear, si no se utilizan de una manera equilibrada, una verdadera adicción. Muchos jóvenes y no tan jóvenes aspiran a ser como algunas de esas personas que aparecen en las redes sociales, desplegando todo su poderío económico y la más expresiva de las sonrisas. ¡Ojalá esas personas fueran tan felices como aparentan! Sin embargo, pocas muestran su auténtica cara, el cómo se sienten de verdad. Vivimos en un gran teatro de las apariencias en el que cada uno intenta exponer siempre su mejor versión.

Los psicólogos sociales han hecho un extraordinario trabajo a la hora de desenmascarar estos «juegos de la mente» que nos hacen ver lo que no hay y nos privan de ver lo que en realidad hay. Por consiguiente, los espejismos que proyecta la mente y que nos envuelven pocas veces representan el mundo real. Sin embargo, salvo que seamos conscientes de que es así como opera la mente, tenderemos a dar más credibilidad al espejismo que a la realidad. Filtraremos la información, los datos que no coincidan con nuestro modelo mental para así no poder verlos y seguir viviendo dentro de una ilusión.

No cabe duda de que superar esta marcada tendencia de la mente atrapada en las redes del ego requiere un gran esfuerzo, y esto es algo que pocas personas están dispuestas a hacer porque es algo así como nadar a contracorriente.

Saber valorar todas las cosas que tenemos requiere pararse un poco y plantearse cómo sería nuestra vida si no las tuviéramos. A veces esta es una reflexión imprescindible para saber apreciar un poco más tantas cosas que nos parecen normales como el poder ver, oír, andar, comer, tener con qué vestirse o un techo con el que cubrirnos y que, sin embargo, la gran mayoría de las personas no tienen.

De la valoración brota el agradecimiento. Saber valorar y saber agradecer no solo mejora la sensación subjetiva de bienestar, nuestro estado de ánimo, sino también la salud. Es curioso descubrir cómo todo está interconectado siguiendo los caminos más asombrosos. Por ejemplo, las personas que realizan este ejercicio de valoración y gratitud controlan mejor su tensión arterial y las cifras de glucosa en sangre que las que no lo hacen. Además, tienen una mayor tendencia a realizar ejercicio físico y a mantener su práctica que las que no lo hacen. Por si esto fuera poco, cuando uno valora y agradece lo que tiene, es más difícil que le afecte tanto la comparación social.

A la hora de conseguir objetivos también se ha demostrado que la motivación intrínseca es más potente y sus efectos duran mucho más que la motivación extrínseca. Nos mueve más y nos genera un mayor bienestar hacer algo porque nos gusta, porque nos apasiona y porque somos conscientes de que aprendemos y mejoramos, que el grado de reconocimiento que se nos dé desde el exterior en forma de puntuaciones, alabanzas e incluso dinero. Además, quien se acostumbre a moverse basándose en lo que se le incentive desde fuera, mostrará una mínima motivación si se le deja de incentivar.

Al final el desafío es claro. La experiencia de bienestar y felicidad se producen en la mente cuando:

— Rompemos nuestro aislamiento y buscamos la conexión social. Sonreír, mirar a los ojos, entablar una conversación, no solo nos hace sentirnos bien, sino que, además, mejora nuestra salud.

— Damos más valor a tener experiencias compartidas que a tener objetos.

— Desarrollamos una mentalidad que confía en que a través del esfuerzo, la dedicación y el entusiasmo se puede cambiar, se puede mejorar, se puede evolucionar.

— Aprendemos a compartir y nos importa ayudar a otros en sus luchas y dificultades.

— Reconectamos con nuestra dimensión más profunda a través del silencio y la contemplación.

Ya vimos lo difícil que es separar lo físico, lo mental y lo espiritual. De hecho, no se pueden separar, solo distinguir. Las personas que hacen ejercicio físico, duermen un número adecuado de horas al día —siete u ocho— y cuidan lo que comen no solo tienen más energía y vitalidad, sino que, además, tienen menos estrés, aprenden más deprisa y experimentan un mayor bienestar subjetivo. Por si esto fuera poco también desarrollan una mayor serenidad, equilibrio, paz interior, lo cual hace más factible que puedan reconectar con su dimensión más profunda, por ejemplo, durante una práctica de *mindfulness*.

Las personas que son más agradecidas, que buscan una mayor conexión con otros seres humanos, que se enfocan en aprender, en mejorar y en contribuir, no es que solo mejoren su capacidad cognitiva y su sensación de bienestar, sino que, además, están beneficiando su salud y se encuentran más abiertos a esa reconexión con la dimensión espiritual de la existencia. Aquellas personas que dedican tiempo a prácticas contemplativas —como pueden ser la meditación o pasear por el campo—, no es que solo puedan potenciar su creatividad, su sabiduría y su compasión, sino que, además, van a experimentar una mejora de su capacidad cognitiva, de su sensación subjetiva de bienestar y de su salud.

Cuerpo, mente y espíritu están profundamente interconectados. El mundo de la materia y el disfrute que procede de dicho mundo tiene un impacto en la mente y genera una experiencia a la que llamamos bienestar subjetivo. El mundo del espíritu con el que se conecta a través del silencio, la contemplación, la aceptación, el encuentro con la naturaleza, la valoración de lo que tenemos, la gratitud, la compasión, la oración, el perdón y la contribución al bienestar de otro tiene también un impacto en la mente y genera una experiencia a la que denominamos felicidad. Ambos mundos, ambas dimensiones, la material y la espiritual, se funden en el hombre en la dimensión mental. Es esta la que actúa de puente entre materia y espíritu. Por eso hay que estar atento para no irse a ninguno de los dos extremos, el de un materialismo tan excesivo que solo aspira a poder, fama y fortuna y, el de una espiritualidad que lleva a encerrarse en una especie de burbuja para no «contaminarse» con el mundo material. Si nos abrimos a un universo que es ante todo inteligencia, sabiduría y amor, resultaría contradictorio que nos exigiera llevar una existencia exclusivamente espiritual cuando, sin embargo, vivimos en un mundo material. Yo creo que lo que se nos pide es que sepamos armonizar ambas dimensiones y esta es una gesta que por lo menos nos va a llevar toda una vida.

AGRADECIMIENTOS

A mi mujer Isabela y a mis hijos Mario, Joaquín y Borja, por ayudarme a mejorar enseñándome cosas nuevas cada día.

A mis padres José María y María Celia y a Joaquín Lluch Rovira, por ese recuerdo inolvidable que han dejado en lo más profundo de mi corazón.

A mis mejores amigos, mis cinco hermanos José María, Manolo, Juan Ignacio, Fernando y Alejandro, por ser para mí una referencia en tantas cosas.

A mis familiares y amigos por darme ese tesoro que se llama afecto y amistad.

Quiero manifestar mi especial gratitud y afecto a María Benjumea, Paris de L'etraz, Jesús Valderrábano, Jaime Antoñanzas, Javier Antoñanzas, Fernando Fernández, Pilar Casaseca, Mercedes Redondo, Juan Abarca Cidón, Eladio Joaquín Valencia, Juan Picón, Vicente Montes, Ángel García Cordero, Germán García Cordero, Jorge Montes, Salvador Torres, Jordi Nadal, Miguel Mochales y Fátima Vilches. Gracias por ser para mí una fuente de inspiración.

A todas aquellas instituciones con las que he colaborado o colaboro y que me han ayudado y me ayudan tanto en mi crecimiento personal y profesional. Gracias a todas ellas y a sus magníficos equipos por haberme permitido vivir tantas experiencias extraordinarias.

A la IE University y muy especialmente a Diego Alcázar Benjumea, Juanjo Guemes, Santiago Íñiguez, Salvador Carmona y Miguel Larrañaga.

A todo el equipo de la IE School of Human Sciences & Technology y, especialmente, a Lee Newman y a Norman Kurtis.

A la Fundación Rafael del Pino y muy especialmente a su Presidenta María del Pino.

A todo el equipo de WOBI y muy especialmente a su presidente Alberto Saiz.

Al GNH de Bután y muy especialmente a su Alteza Real la Princesa Ashi Kesang Choden Wangchuck, a la doctora Julia Kim, a Tsoki Tenzin y al Cónsul General de España en Bután, mi querido amigo Ian Triay.

Al Spain Startup and South Summit.

Al Centro Europeo de Estudios y Formación Empresarial Garrigues.

Al IDDI de la Universidad Francisco de Vitoria.

A la Schiller International University.

Al Reebok Sports Club de Madrid y especialmente a Antonio Sainz Cenamor y a Ramón Pérez de Villaamil.

Al Hospital Universitario de La Paz y especialmente al doctor Francisco Reinoso.

Al Grupo Hospital de Madrid y al Grupo Hospitalario Quirón.

A Euroforum Escorial.

A EBS y muy especialmente a Carlos Ongallo y a Israel Jorge.

Al fantástico equipo de la editorial Espasa y muy especialmente a Ana Rosa Semprún, Olga Adeva, Miryam Galaz y David Cebrián.

A todo el equipo del Human Age Institute (HUAI).

A todo el equipo de Juegaterapia y muy especialmente a su presidenta, Mónica Esteban.

A YPO-WPO.

Al Harvard Club of Spain.

A la fundación CEDE.

A los profesionales de la medicina, la psicología y los abordajes terapéuticos complementarios que han hecho de su vida un compromiso para mejorar la salud global de otros seres humanos.

A los profesionales de la gastronomía española por ser para mí un ejemplo constante de creatividad y espíritu emprendedor y por haber puesto a mi maravilloso país, España, en un lugar tan relevante en el panorama mundial.

A los profesionales de la docencia que buscan dar cada día lo mejor de sí, a pesar de que muchas veces ellos no son valorados como sin duda merecen.

A todas aquellas personas que desde cualquier ámbito social aúnan esfuerzos para que nuestra sociedad comprenda que el único camino hacia el verdadero progreso pasa por la comprensión, el respeto y la ayuda mutua.

MANUAL
DE
ENTRENAMIENTO
para potenciar
la SALUD,
el BIENESTAR
y la FELICIDAD

Muevo mi cuerpo para vivir más y mejor

Cuido lo que como
y lo que bebo
para estar cada día mejor

Tus tres
SUPERPODERES
para potenciar
**tu salud física
y mental**

Sincronizándome
con mi reloj biológico

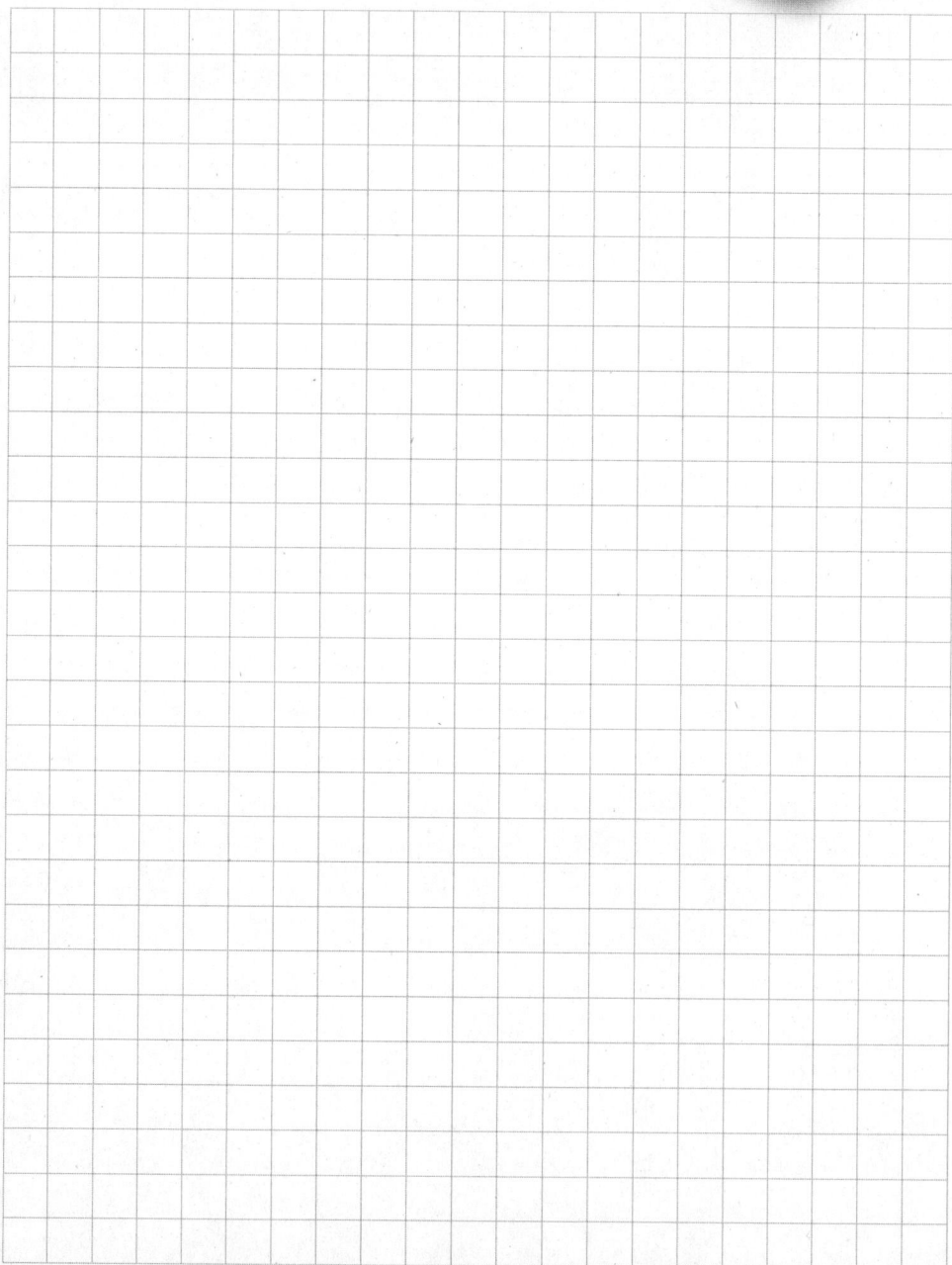

Haciendo fluir
mi Qi

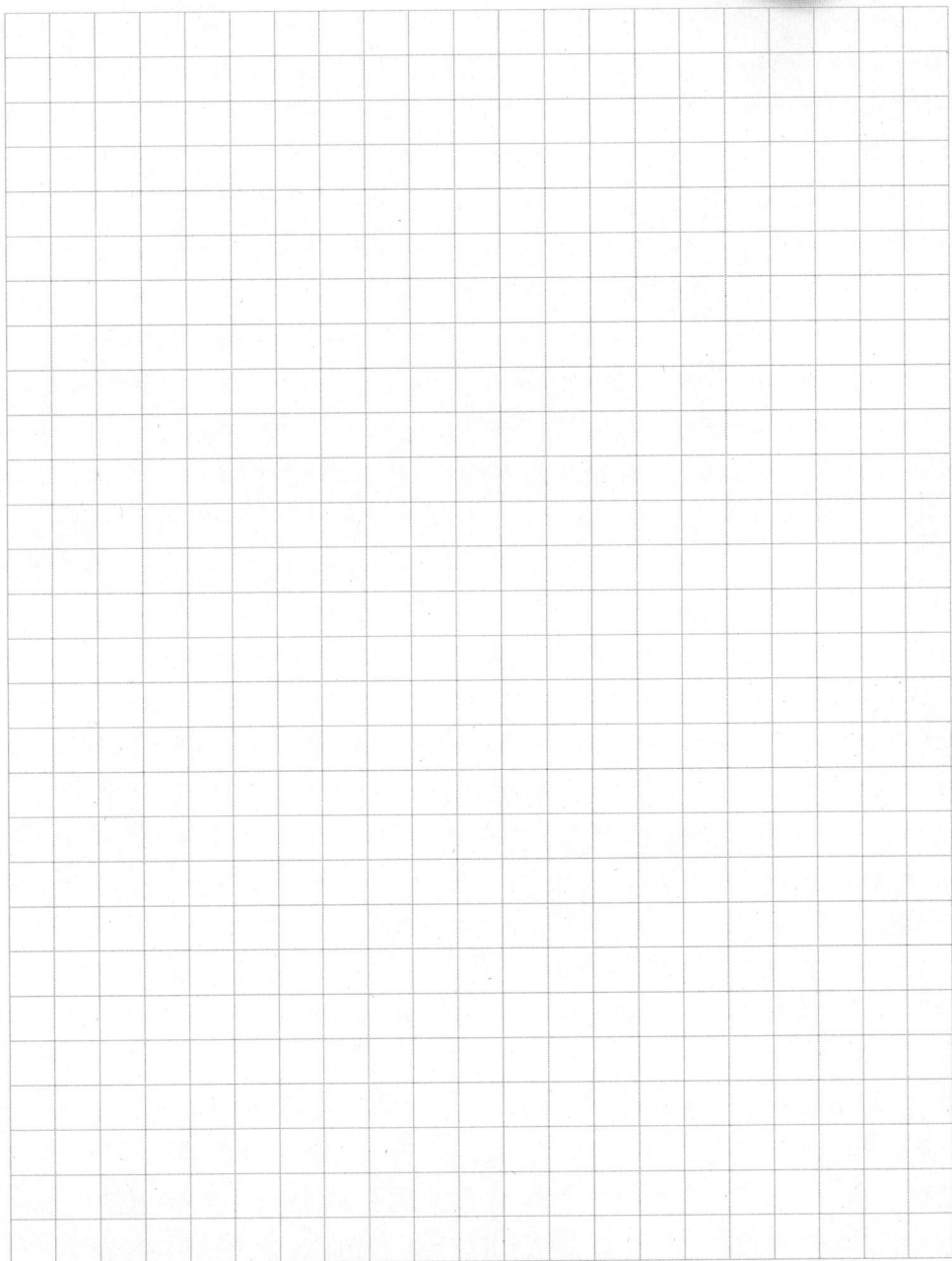

Hago lo necesario para tener una vida longeva y feliz

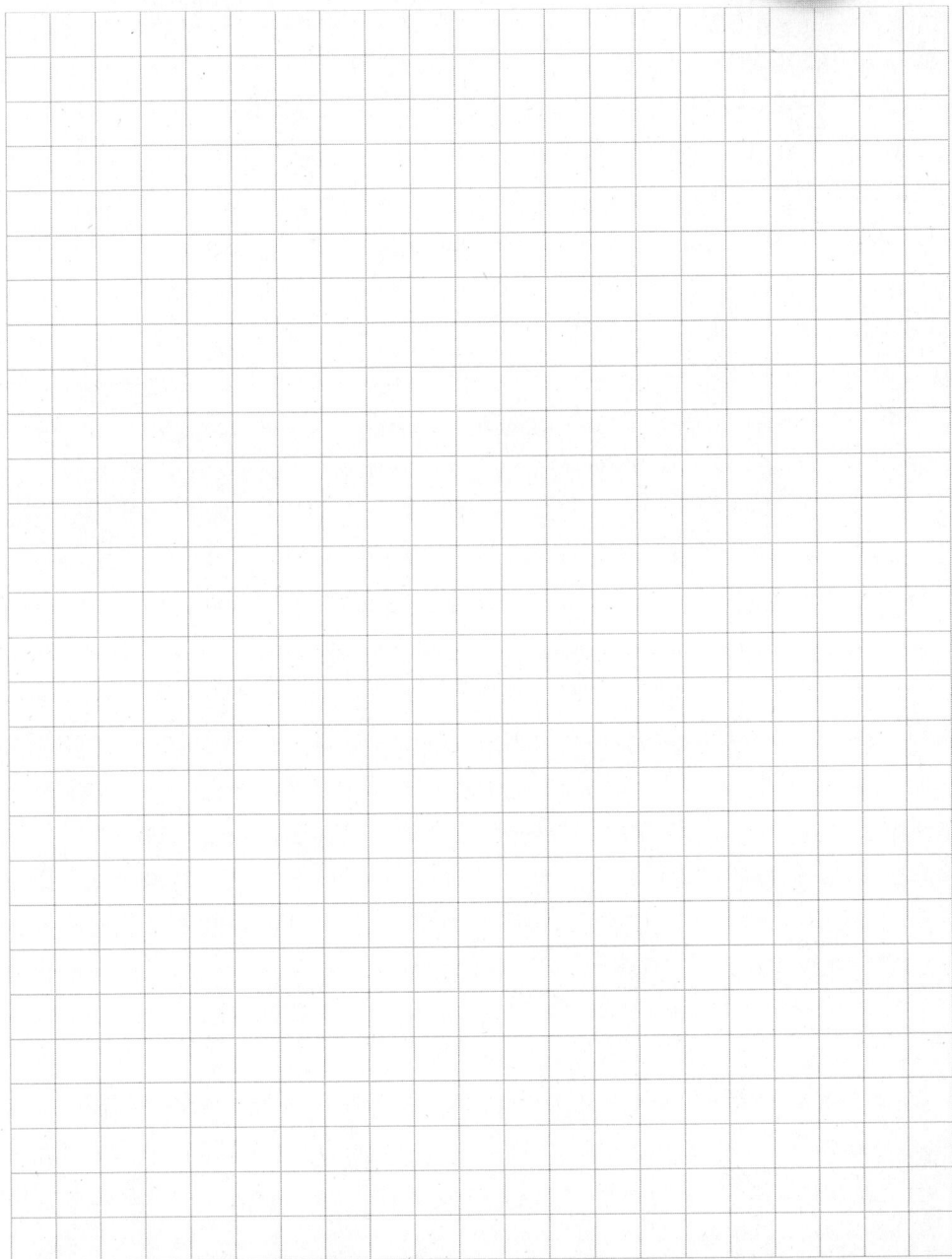

Retomando el liderazgo de mi vida

¿Por qué hundirme cuando puedo mantenerme a flote e incluso volar?

Soy un atleta y estoy compitiendo en las Olimpiadas

Hoy abrazo la incertidumbre

Conectando
con mi sabiduría interior

Cuando no puedo es cuando tengo que poder

Estoy protegiendo y mejorando mi campo sutil

Superando los obstáculos del camino

¡He visto una oportunidad y he ido por ella!

Yo soy parte de una visión GNH

Tus tres
SUPERPODERES
para potenciar
tu felicidad

Eliminando los venenos de mi alma

Trabajando
la compasión

Hoy me abro al arte del kintsugi

Tus tres
SUPERPODERES
para potenciar
tu felicidad

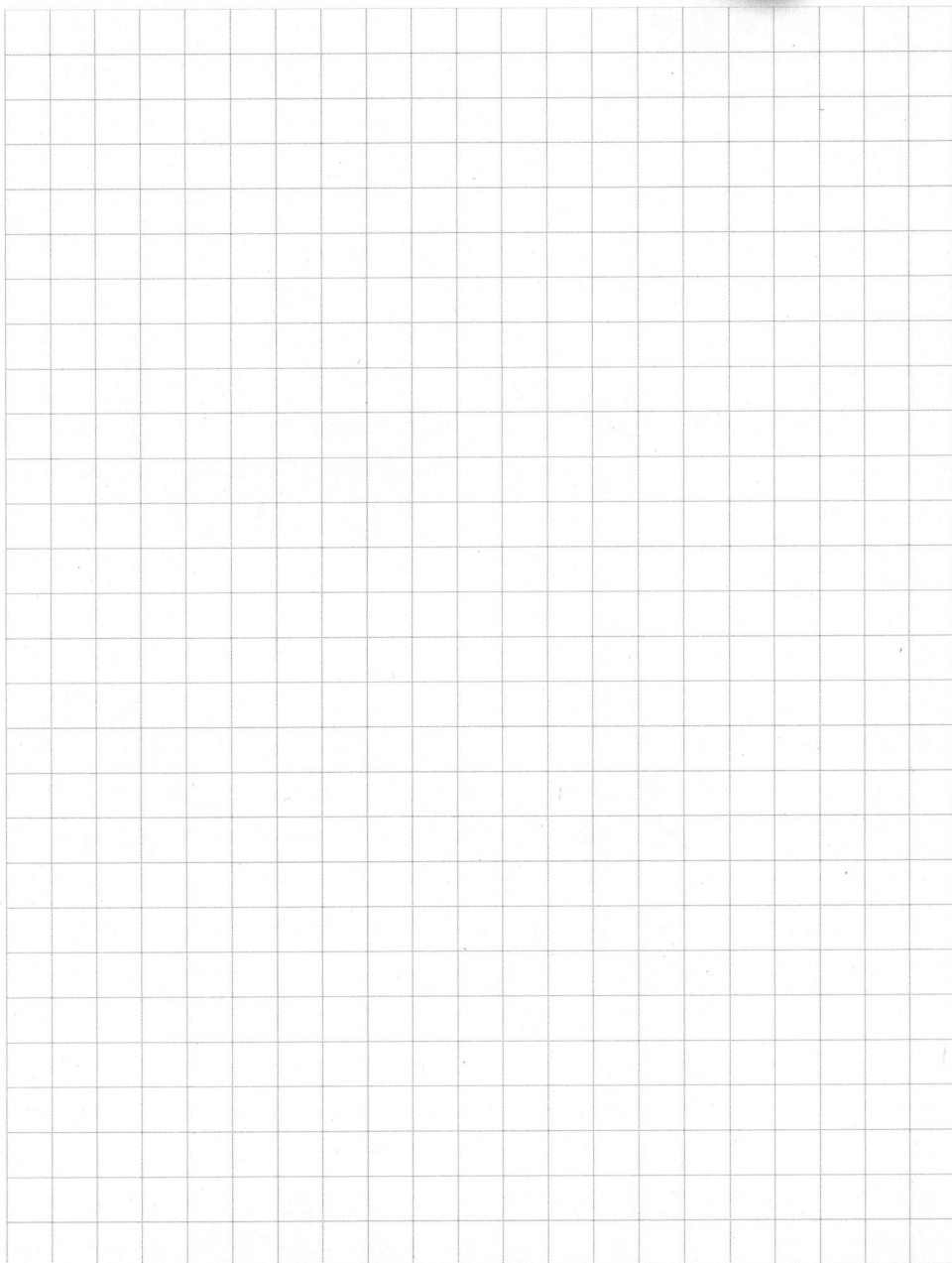

Reclamando
mi libertad verdadera

MEDITACIÓN DEL CORAZÓN

Aprender a querernos más

Si quieres recibir este audio creado por el doctor
Mario Alonso Puig activa este código QR y lo recibirás
en tu correo electrónico.